いつまでも若々しく
健康でいたいなら、
オメガ3を摂りなさい！

いのちを長持ちさせるひとさじの油

オメガさと子＝（著）
守口 徹＝（監修）

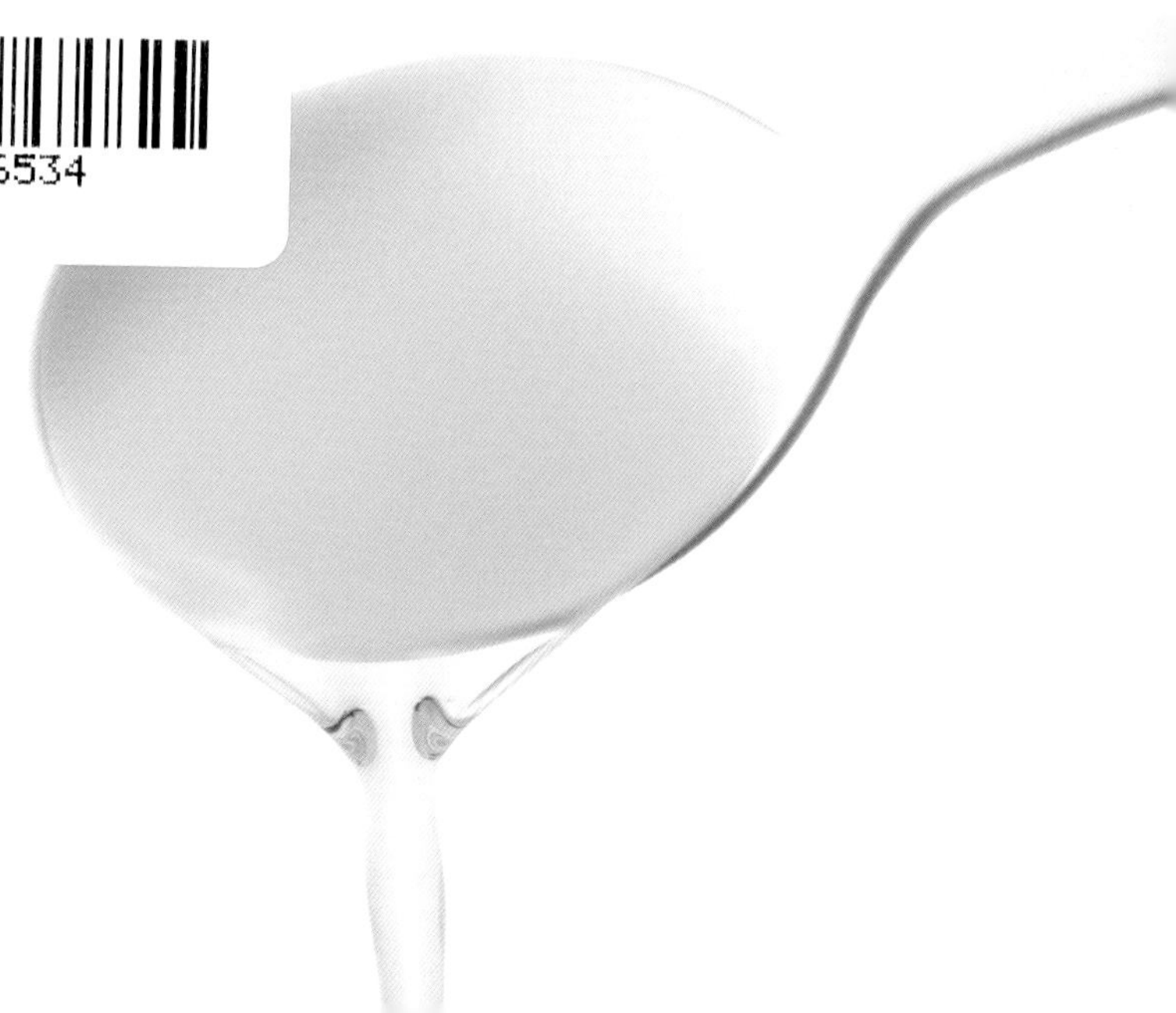

アスコム

スプーン1杯の油をかけるだけ！

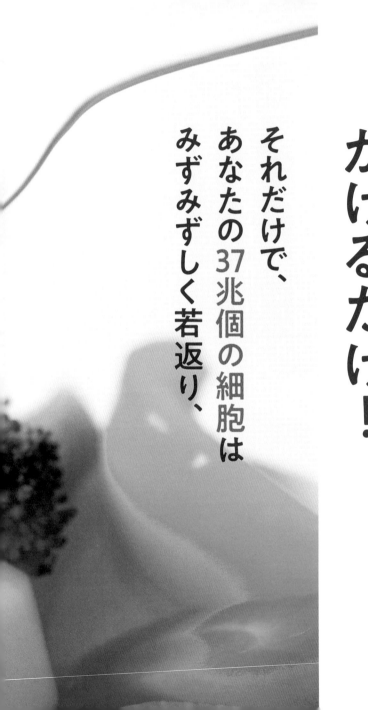

それだけで、
あなたの37兆個の細胞は
みずみずしく若返り、

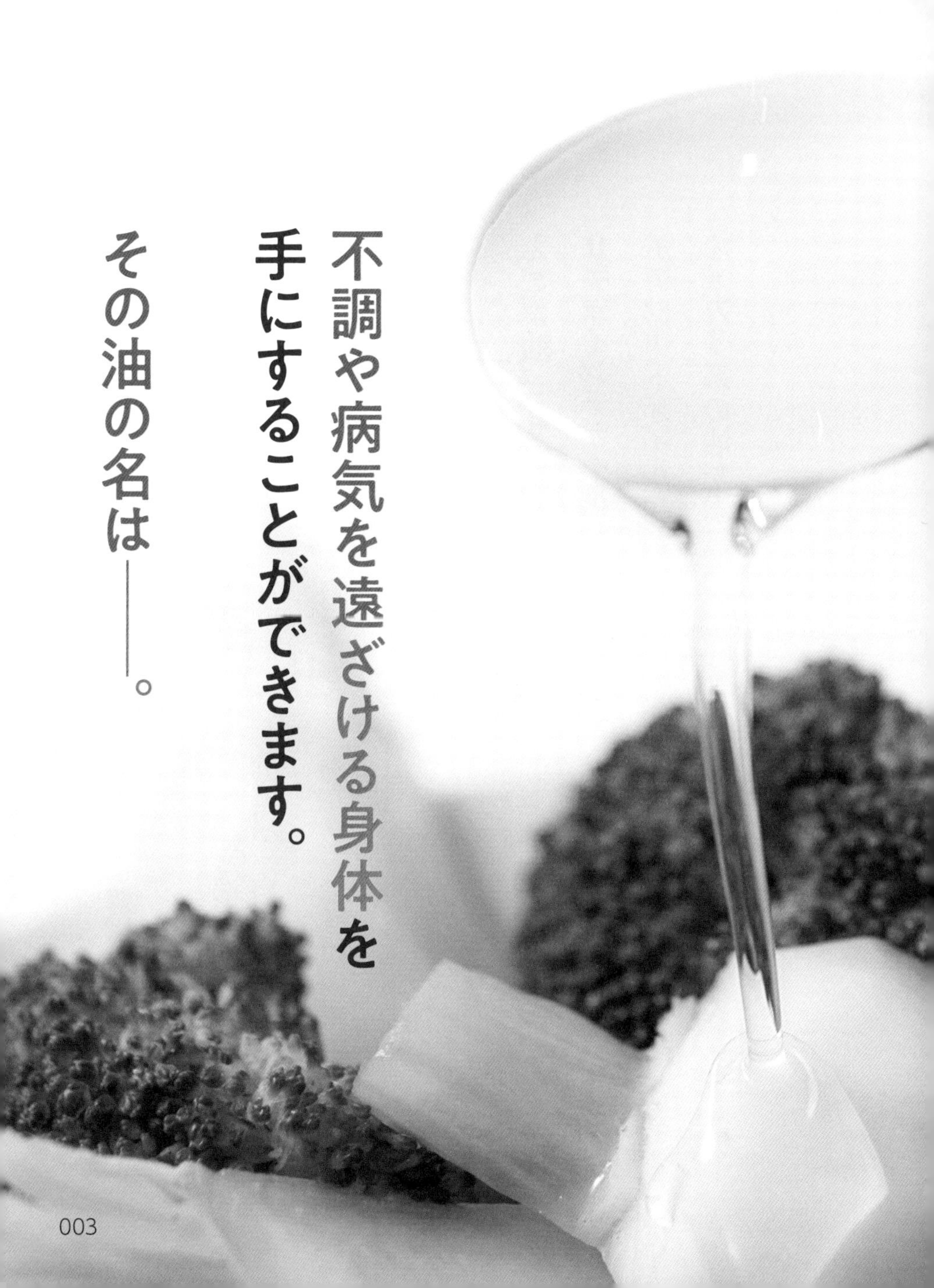

不調や病気を遠ざける身体を
手にすることができます。
その油の名は——。

オメガ３！

えごま油、アマニ油、
サチャインチオイル、
チアシードオイルなど
オメガ３系の油です

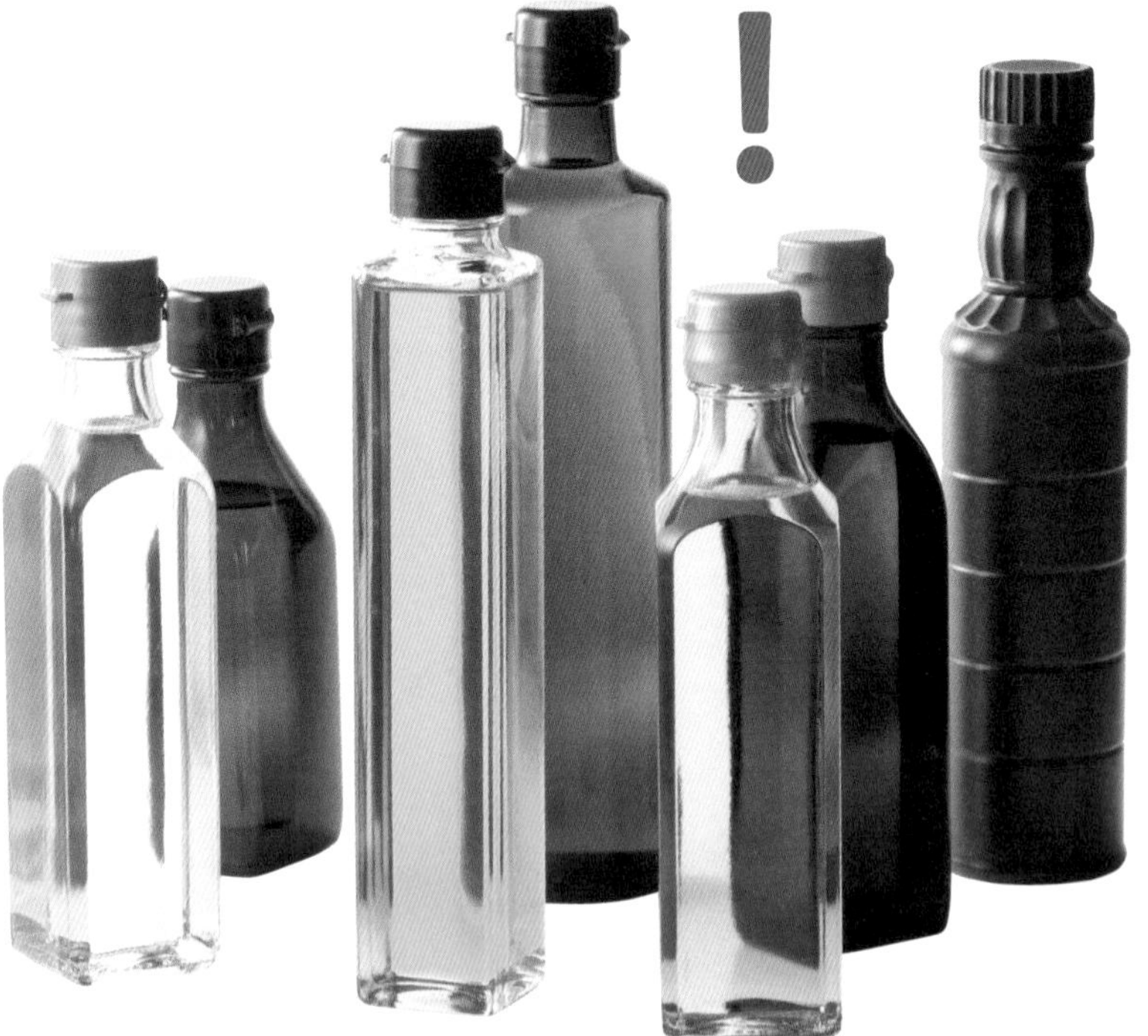

※本書では「オメガ３系脂肪酸」を
「オメガ3」と表記します。

スプーン1杯の油には、EPAやDHAの素がたっぷり!

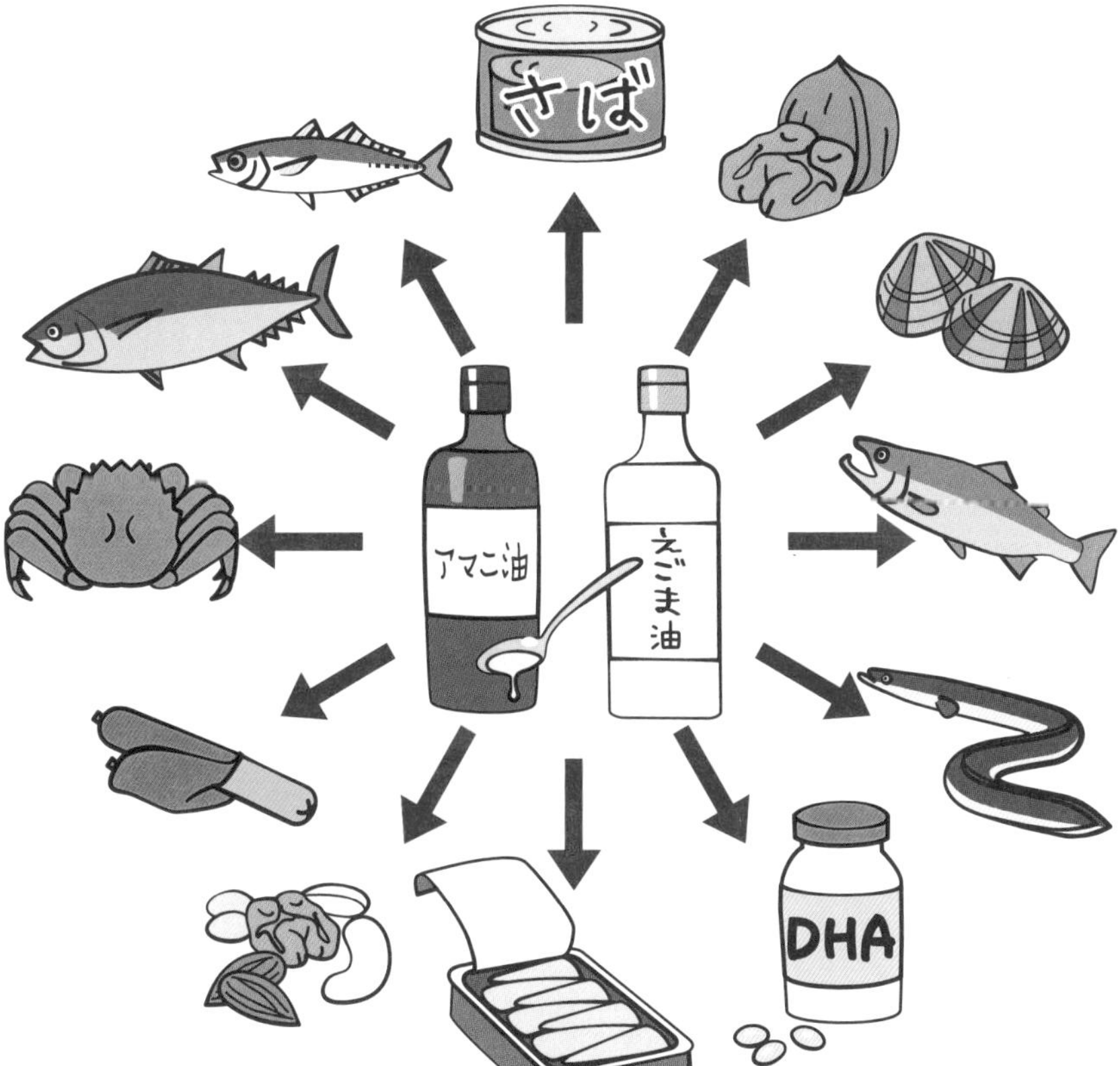

手間ひまかけなくても、これさえあれば安心!

劣化を予防する!

「オメガ3」を摂《と》らないと

血液ドロドロ
動脈硬化・高血圧・糖尿病・がんの危険

脳がぼんやり
認知症・うつになりやすい

肌や髪がボロボロ
全身の老化が加速

体がぶよぶよに
中性脂肪・内臓脂肪が増える

いつもイライラ
ホルモンバランスが崩れる

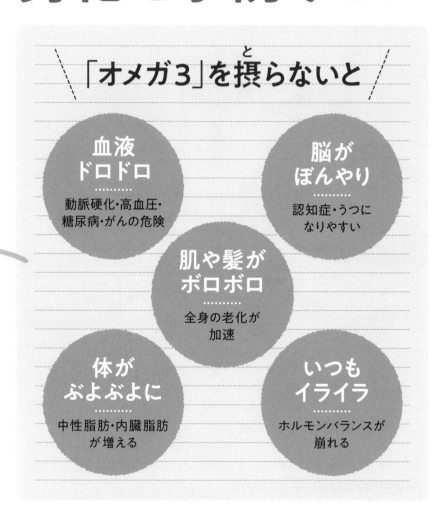

オメガ3で細胞の

「オメガ3」を
毎日スプーン1杯分摂ると

血液サラサラ!
生活習慣病をまとめて予防・改善!

脳がスッキリ!
認知症ほかメンタルトラブルを予防!

美肌や美髪に!
肌荒れ・薄毛・ドライアイも改善!

ダイエット効果も!
中性脂肪の合成を抑える!

心が穏やかに!
ホルモンバランスが整う!

スプーン1杯の油が
人生を変える。
いのちを長持ちさせるため、
「オメガ3」生活を
始めましょう！

はじめに

「いろいろな健康法を試しているけど、なかなか調子がよくならない。持病も不安。最近、物忘れも多くなってきて」

老化だから仕方がないと、あきらめていませんか？

認知症、うつ、高血圧、糖尿病、動脈硬化《どうみゃくこうか》、脳梗塞《のうこうそく》、がん、ドライアイ、アレルギー、更年期障害などなど。悩みの種ですよね。健康に気をつかっているのに、なぜ、これらの病気になってしまうのでしょうか？

その理由は、あなたの身体が「悪い油バランス」になっているからかもしれません。

ここでいう「油」とは、あなたの身体を構成している脂質《ししつ》（油脂《ゆし》）のことを指します。「身体が悪い油バランスになっている」とは、正確には「身体を構成する油脂のバランスが悪くなっている」ということです。

私たちが摂取する「あぶら」には大きく2種類があります。植物からとれるものを「油」、動物からとれるものを「脂」といい、これらをまとめて「油脂」と呼びます。摂取した「油脂」は、「脂質」とも呼ばれ、たんぱく質や炭水化物と並ぶ、私たちの身体に必須《ひっす》の三大栄養素の一つです。

本書では、読者の皆さまにわかりやすくお伝えするために、油脂や脂質のことを、適宜「油」と表現していきます。

どんなに「身体にいいもの」を食べても、あなたの身体が「悪い油バランス」になっていたら、効果は薄くなってしまいます。

どんなに「健康にいい運動」をしても、あなたの身体が「悪い油バランス」になっていたら、不調はなかなか改善しません。

そして悲しいことに、あなたの身体が「悪い油バランス」になっていると、どんどん老化が進んでしまいます。

なぜなら、37兆個ある人間の細胞を包む膜《まく》は、じつはほとんどが油でできているからです。脳に至っては、水分を除いた全重量の65％が油です。

つまり、私たち人間は、油でできているといっても過言ではないのです。

そのため、私たちを形づくる油のバランスが悪い状態のまま放置されていると、命にかかわる重大な病気になってしまうことさえあるのです。

逆にいうと、**古くなった油を新しい油に置き換えていけば、私たちはいつまでもベストな状態の身体を維持することができます。**これらのことは、昨今の最新医学や栄養学の世界で、ようやく解明されつつあります。

つい数年前まで、油といえば「身体に悪いもの」の代名詞でした。

しかし今や、健康長寿は、あなたの身体を「良い油バランス」に変えることで達成できることが、国内外の研究でわかってきたのです。

では、人間にとって「良い油バランス」とは、どういうことか簡単に説明しましょう。お伝えしたように、人間を形づくる37兆個の細胞は、油でできた細胞膜に包まれています。

「良い油バランス」だと、この細胞膜が「柔らかい」状態になっています。

逆に「悪い油バランス」だと、細胞膜が「硬い」状態です。

細胞膜が柔らかいと、どんないいことがあるのでしょうか。

それは、**身体の中をめぐる栄養やホルモンなどの物質を、細胞から細胞へと、スムーズに受け渡せる**ことを意味しています。

細胞膜が硬いと、食べ物から栄養を摂取しても、細胞から細胞へと物質が届いていかず、食べているのに栄養不足という状態になってしまいます。それが、さまざまな不調や病気の一因だったのです。

あなたがもし、「身体にいい食べ物」を食べているのに、不調がなかなか改善していなかったとしたら、細胞膜が硬い可能性があります。つまり、身体が「悪い油バランス」になっているのです。

細胞膜が硬いと、せっかくの栄養が細胞に届かない

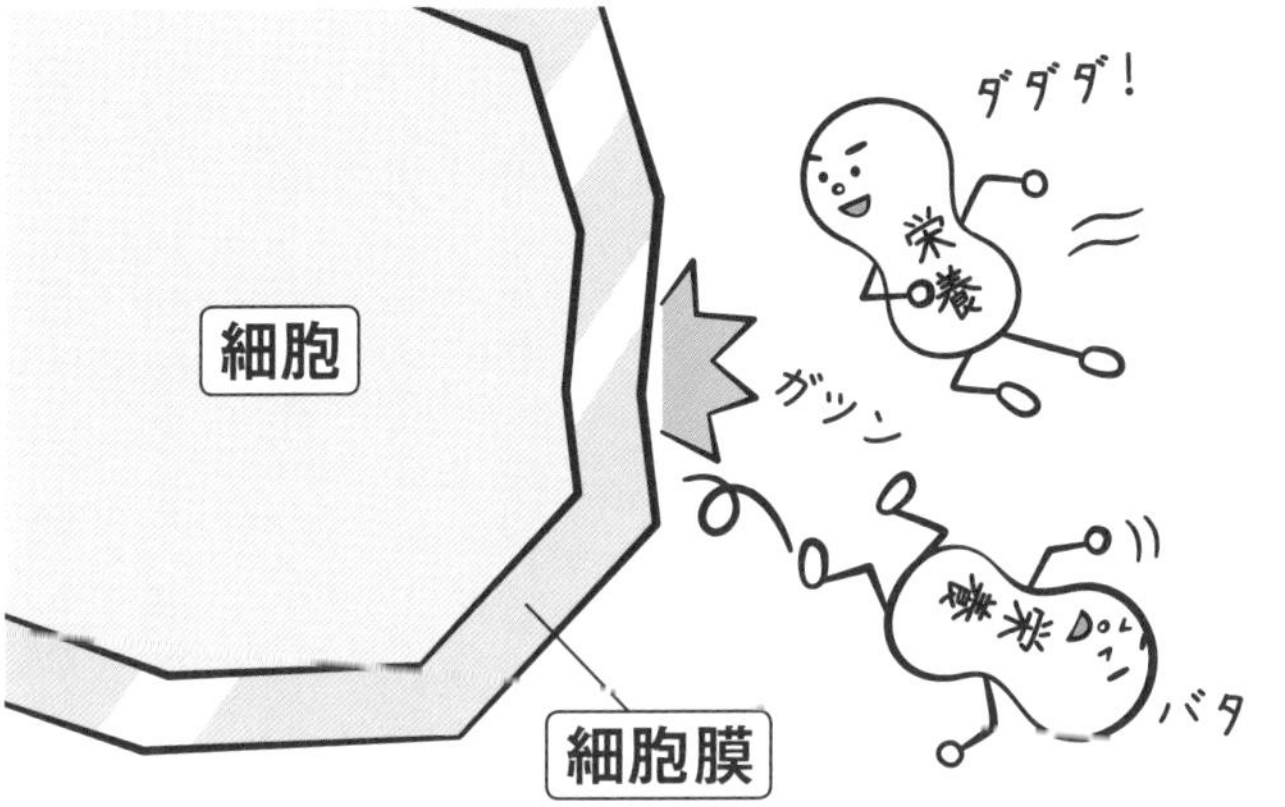

細胞膜が柔らかいと、栄養をスムーズに届けられる!

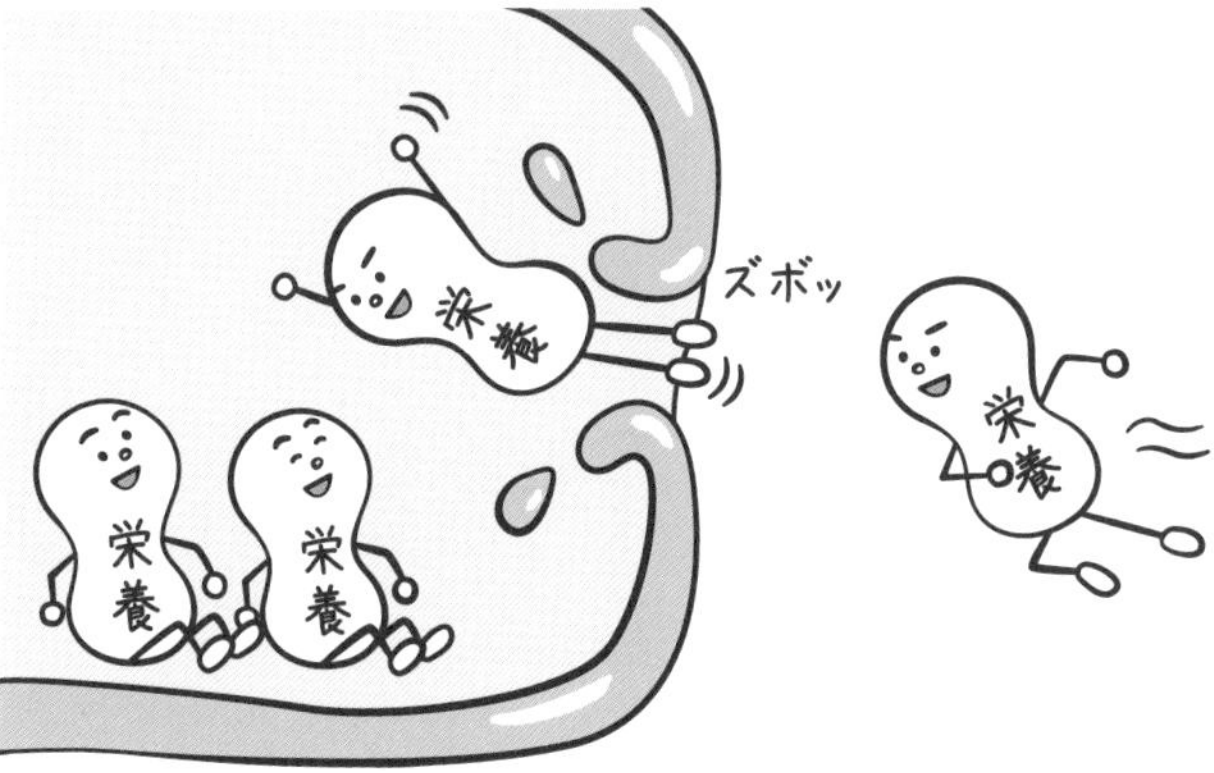

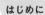

脳の場合も同様です。**特に脳は65%が油でできているので、細胞膜が硬いと、大変なことが起きる可能性があります。**それは、認知症であったり、うつであったり、不安やイライラ立ちなど心の不調です。

脳の中には、およそ1500億個の神経細胞が存在するといわれています。

私たちが、考えたり、記憶したりできるのは、神経細胞と神経細胞がたがいにホルモンのような物質で情報をやりとりしているからです。

シナプスという言葉を聞いたことがある人もいるでしょう。

シナプスとは神経細胞の先端にある突起で、ここから伝達物質を別のシナプスに送っています。**驚くべきことに、このシナプスの膜も油でできているのです。**

すると、どうでしょう。もしシナプスの膜が硬いと、神経細胞との間で、情報のやりとりがスムーズにできなくなってしまいます。

その結果、物忘れがひどくなったり、気分が落ち込んだりといった、「脳の機能低下」を引き起こす可能性があります。

脳の65%は油でできている!

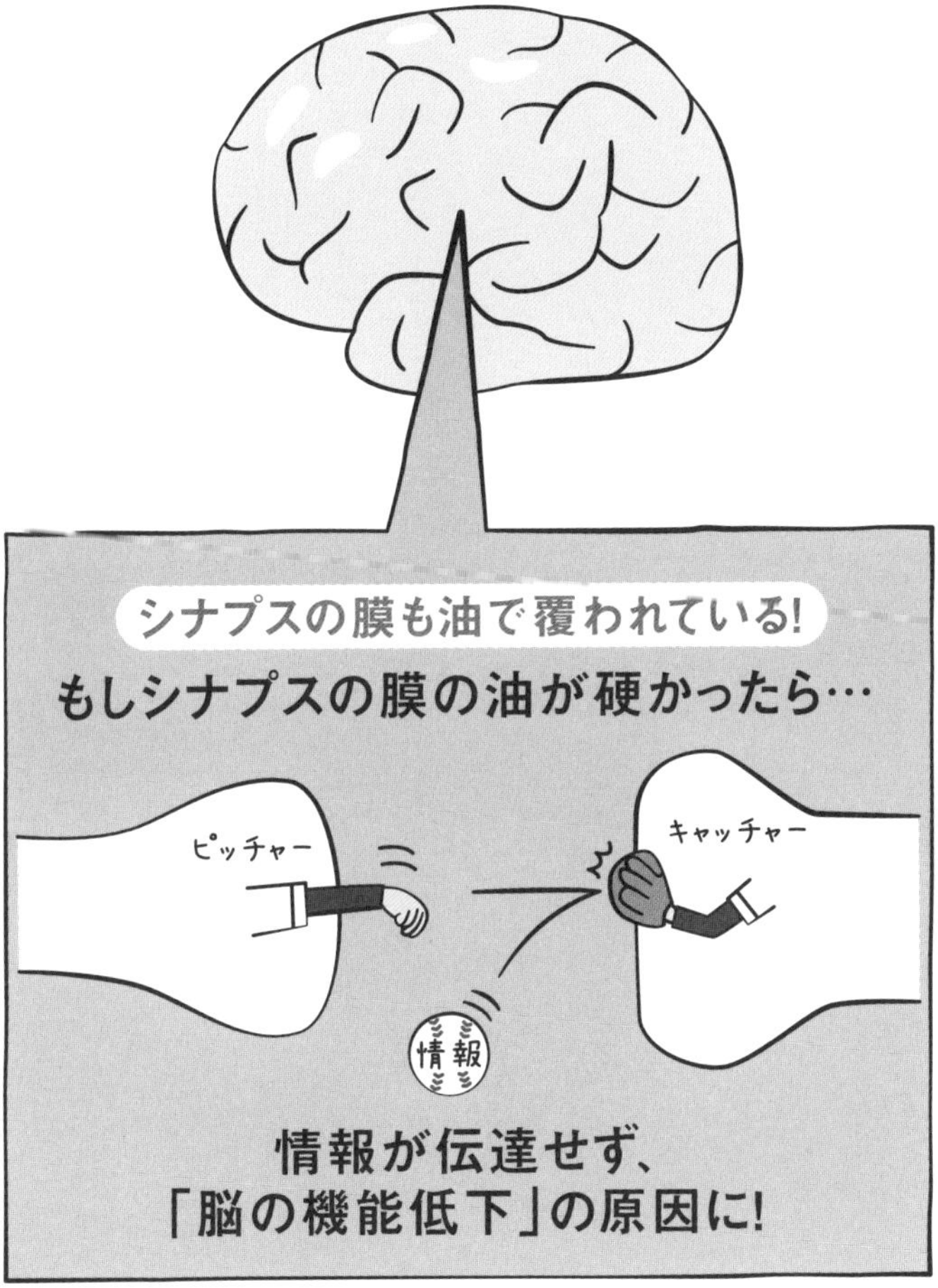
シナプスの膜も油で覆われている!
もしシナプスの膜の油が硬かったら…
ピッチャー
キャッチャー
情報
情報が伝達せず、
「脳の機能低下」の原因に!

「それなら、もっと揚げ物を食べなきゃ！」
「天然のごま油が身体にいいんでしょ？」
「とにかく、サラダ油はダメなんだ。オリーブオイルが良い油でしょ？」
「私は、認知症にはココナッツオイルがいいと聞いたことがある」

みなさんそれぞれ、油についての知識をお持ちだと思います。これまでも「この油が良い！」「この油は悪い！」、そのような議論はたくさん繰り返されてきました。

次々といろいろな油が登場してきて、そのたびにその健康効果がうたわれてきました。でも、「油のバランス」について詳しく記したものはありません。

本書をきっかけに、これまでのそれぞれの油についての知識は、いったんすべて忘れてください。

すでに答えはでています。

私たち現代人に足りない油、すなわち「良い油バランス」をつくる油は、えごま油、アマニ油、魚油《ぎょゆ》といった、「オメガ3」の油です。いつまでも健康を維持したければ、「オメガ3」の油を摂取すればいいのです。

油は脂肪酸《しぼうさん》でできています。脂肪酸には、飽和《ほうわ》脂肪酸と不飽和《ふほうわ》脂肪酸があり、不飽和脂肪酸はさらに「オメガ9」「オメガ6」「オメガ3」に分類されます。

私たちの細胞膜を柔らかくする「良い油バランス」を実現するには、「オメガ3」である、えごま油、アマニ油、魚油などの摂取が重要です。

まずはこのことを覚えておきましょう。

オメガ3はどれ!?

4種類ある油を整理しておこう!

たくさんあるので間違えないように注意!

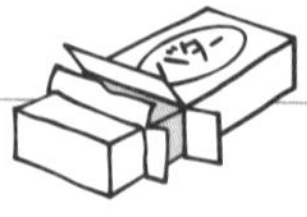

飽和脂肪酸
（主に動物性の油脂）

エネルギー源

バター　牛脂　ココナッツオイル　パームオイル など

不飽和脂肪酸
（主に植物性の油脂）

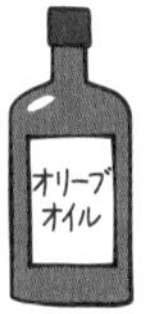

オメガ9脂肪酸

エネルギー源

オリーブオイル
菜種油　米油 など

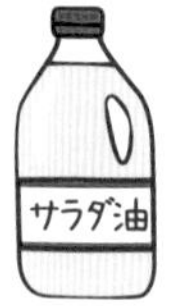

オメガ6脂肪酸

摂りすぎると「悪い油バランス」に

サラダ油　ごま油
コーン油 など

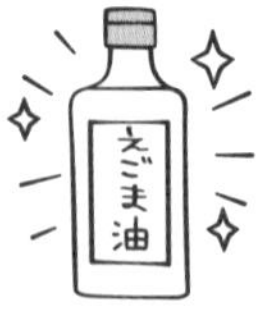

オメガ3脂肪酸

これが「良い油バランス」の源

えごま油　アマニ油
魚油　サチャインチオイル など

オメガ3にもいろいろある!

オススメは手に入りやすい「えごま油」「アマニ油」!

α-リノレン酸

えごま油

シソ科のえごまの種子から搾った油。さっぱりして食べやすい。和食に合う。かつてはしそ油と呼ばれた日本古来の油。

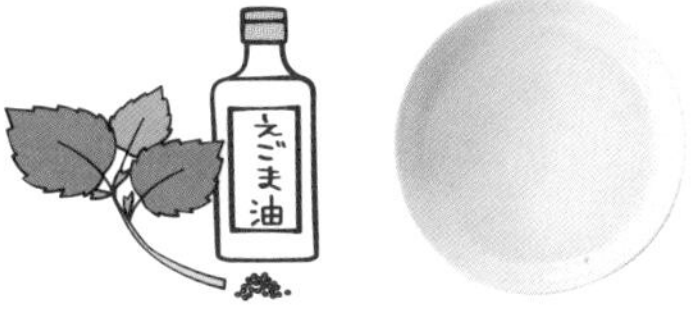

アマニ油

亜麻という植物の種子から搾った油。コクのある味わい。リンシードオイル、フラックスシードオイルとも呼ばれる。

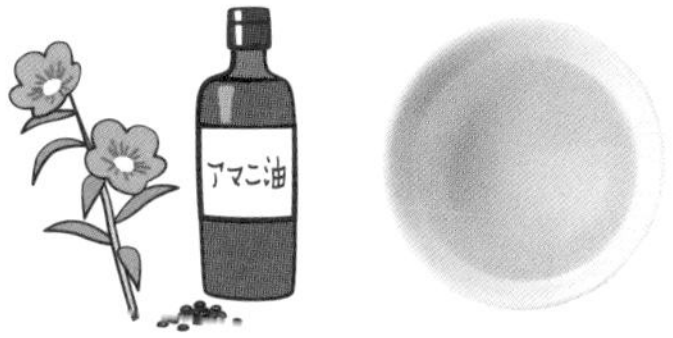

サチャインチオイル

アマゾンの常緑樹サチャインチの種子から搾った油。さらりとした味わい。インカインチオイルとも呼ばれる。

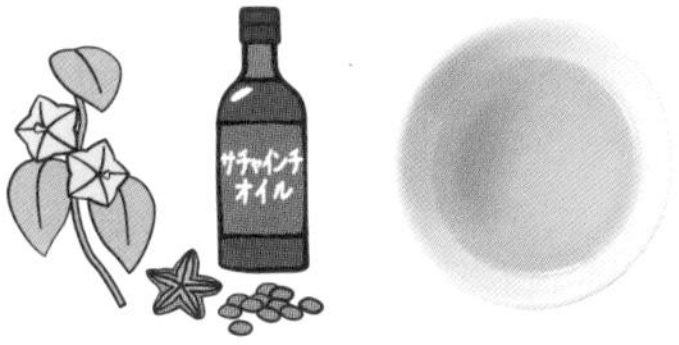

チアシードオイル

南アメリカ原産のチアという植物から搾った油。ほかの油よりさっぱり。えごま油に似ている。

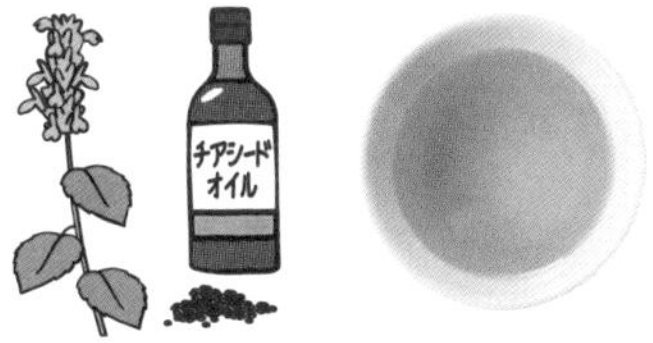

EPA DHA

魚介類・魚油

青魚や脂ののった魚にはオメガ3のＥＰＡとＤＨＡがたっぷり。魚から抽出した魚油はサプリメントで摂取できる。

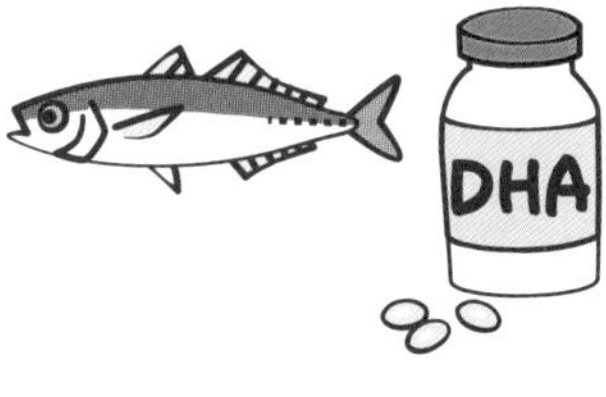

オメガ3の油を摂ると身体の中がこう変わる！

1 血液がサラサラに！生活習慣病を予防・改善

えごま油やアマニ油を摂ると、体内でα－リノレン酸の一部がEPAに変わる

↓

EPAは血液の中の中性脂肪を取り除く

↓

EPAは赤血球の膜や血管を柔らかくする

↓

柔らかいから、動脈硬化や炎症の不安なし！

↓

高血圧、糖尿病の改善、脳梗塞、心筋梗塞、がんの予防に！

2 肌や目の細胞も修復！美肌・ドライアイ改善

えごま油やアマニ油を摂ると、体内でα－リノレン酸の一部がEPAに変わる

↓

全身の細胞膜が柔らかくなる

↓

細胞膜が柔らかくなると、細胞が元気になる

↓

肌細胞の新陳代謝が活発になって美肌に

↓

涙を分泌する機能が回復して、ドライアイが改善する！

3 脳の機能が活性化！認知症・うつを予防・改善

えごま油やアマニ油を摂ると、体内でα－リノレン酸の一部がDHAに変わる

↓

DHAは主に脳に蓄積する

↓

DHAは神経細胞のシナプスの膜を柔らかくし、情報伝達がスムーズに

↓

脳が活性化して元気になる。思考力・記憶力・集中力がベストな状態に。性格も穏やかに

4 ホルモンバランスが整う！ 不妊症・更年期障害を改善！

えごま油やアマニ油を摂ると、体内でα－リノレン酸の一部がEPAやDHAに変わる

←

ホルモンを受け取る細胞の膜が柔らかくなる

←

ホルモンバランスが整う

← 卵子や精子の細胞膜も柔らかくなり、妊娠しやすくなる。早産リスクが減る

← 産後うつや更年期障害を予防・改善する！

5 ダイエット効果も！ 悪い油を良い油で取り除く！

えごま油やアマニ油を摂ると、体内でα－リノレン酸の一部がEPAに変わる

←

平均体温と基礎代謝が上がる

←

蓄積型脂質「中性脂肪」の合成を抑える

←

体内の余分な脂質の燃焼を高める

←

油を摂るだけで、簡単ダイエット!?

オメガ3はさまざまな目的に有効！

- 子ども・少年期 ≫ 脳が活性化して成績アップ！
- 青年期 ≫ 不安定な心（キレやすい、打たれ弱い）が改善！
- ビジネスパーソン ≫ 集中力がアップ！ 疲れにくい身体に！
- 若い女性 ≫ 生理痛や不妊の悩みを改善！美肌効果も！
- 中高年 ≫ 認知症、生活習慣病対策に有効！

「オメガ3」の効果を最大化する食べ方

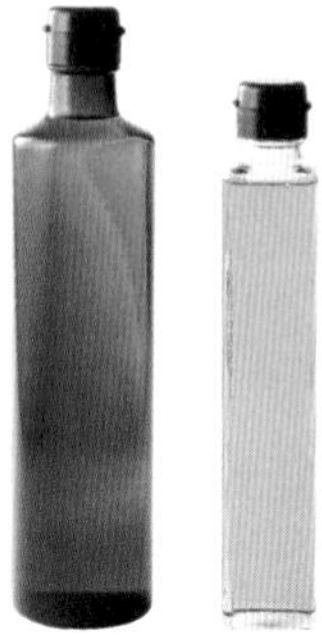

用意するもの

えごま油
(またはアマニ油)

ガイダンス

えごま油やアマニ油はスーパーで販売されています。加熱調理すると酸化してしまうため、そのまま摂るか、何かにかけて食べるのがいいでしょう。温かい料理に使う場合は、最後の仕上げにかけるのならば大丈夫です。ひと瓶の容量は180グラム前後で、１日スプーン１杯（約4グラム）使うとすると、45日分となります。えごま油やアマニ油は、ほかの油と比べて高価ですが、毎日のサプリメントと考えればお得ではないでしょうか。光を避けて冷暗所に保管しましょう。

保存方法

開栓前：常温。直射日光の当たらない台所の棚や流しの下などの冷暗所に保管

開栓後：冷蔵庫で保存。１カ月を目安に使い切る

オススメの食べ方① お手軽オメガ3サプリメント

1日「スプーン1杯」サプリメントとして摂取!

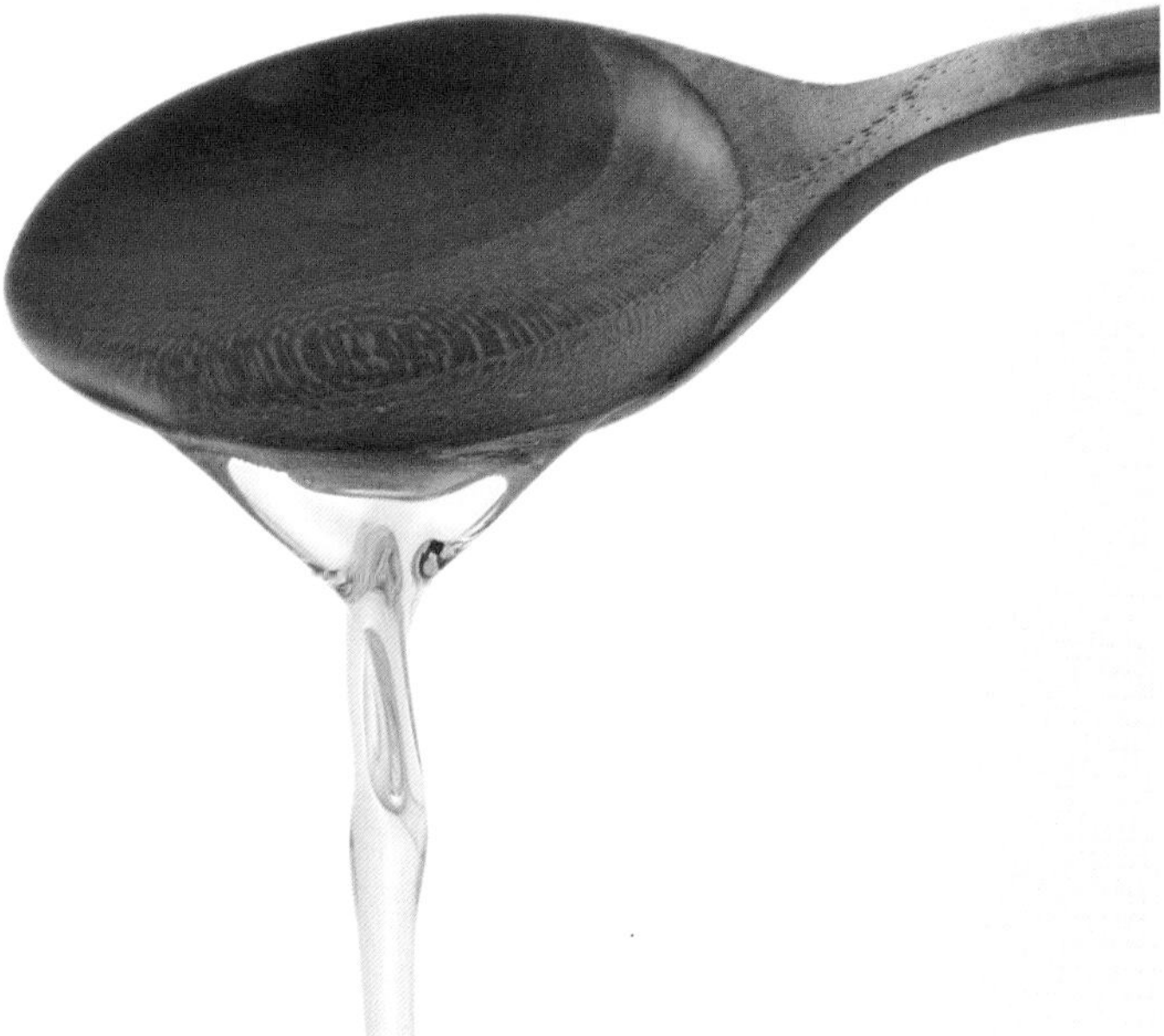

食べ方

スプーン１杯をそのまま口に含む

オススメの人

直接食べることに抵抗感がない人は、サプリメントのように毎日スプーン１杯摂取してください。いちばん手軽です。ほのかなものから、香ばしいものまで、植物なのにほんわか魚のような香りがします。

えごま油をしょうゆのような位置づけに!

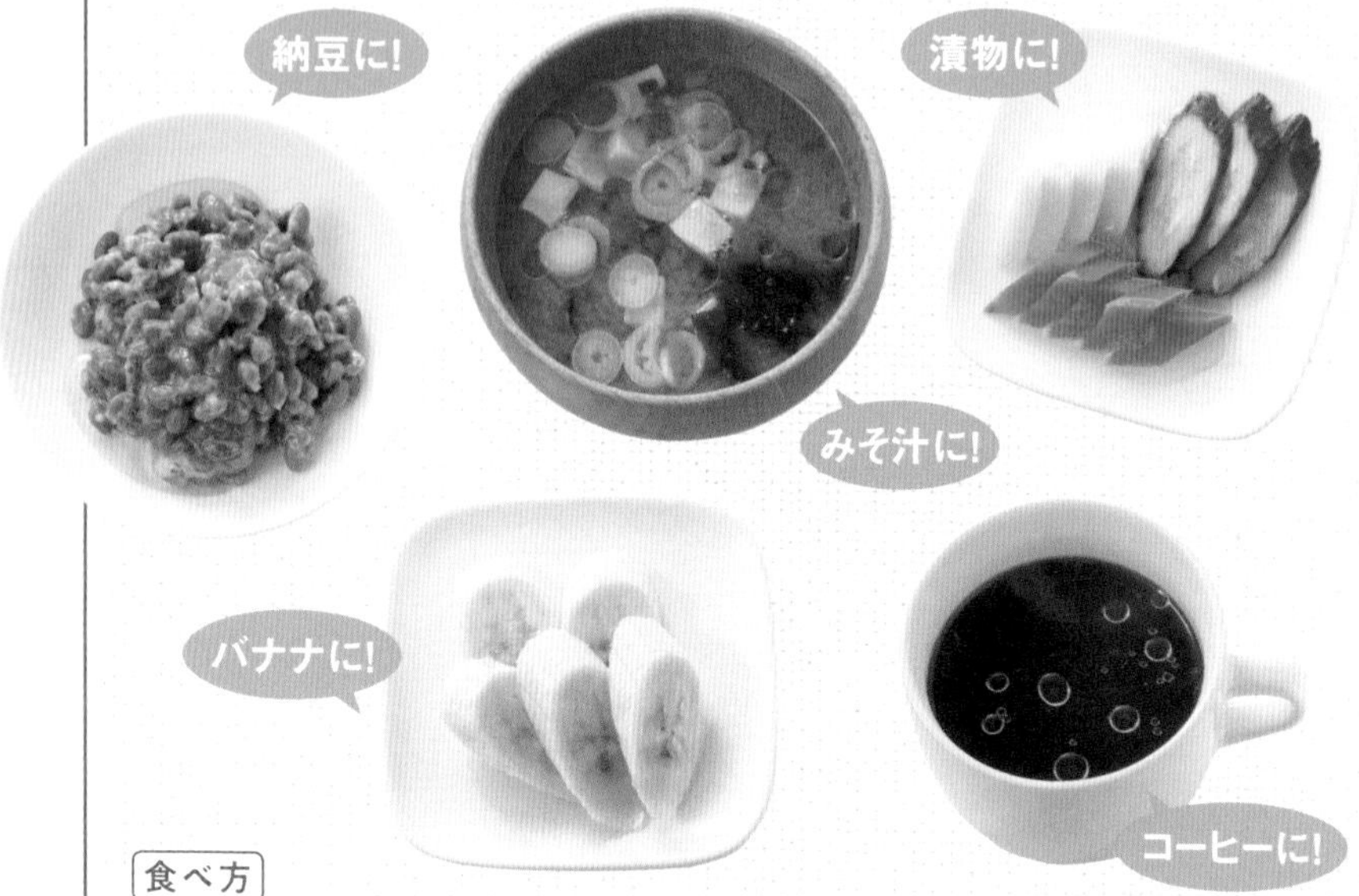

食べ方

肉料理、魚料理、卵かけごはん、納豆、おひたし、みそ汁、ヨーグルト、牛乳、バナナなどなど、風味豊かなえごま油は、ほかの食材との相性も抜群！ いつものおかずやスープ、デザートに、えごま油をスプーン１杯かけるだけで完成。あなた好みのコラボを見つけましょう。

オススメの人

油を直接スプーン１杯摂る方法だと、摂り忘れたり、味に飽きることも……。その点この方法なら、さまざまな食材とのコラボなので、飽きることなく続けられます。しょうゆのように、必ず食卓にえごま油を用意すれば、忘れることがありません。

オススメの食べ方③ オメガ3万能ドレッシング

「料理の素」を作ればレシピの幅が広がる!

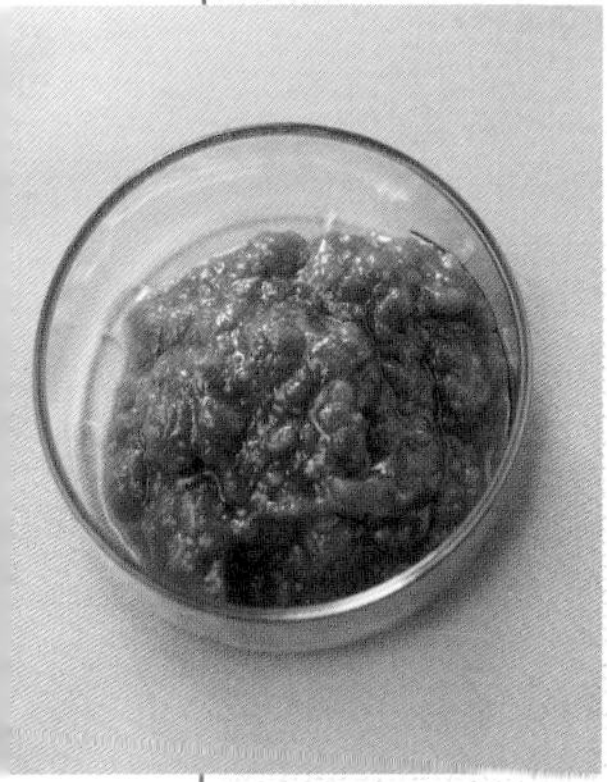

甘みそダレ

トマトレモンドレッシング

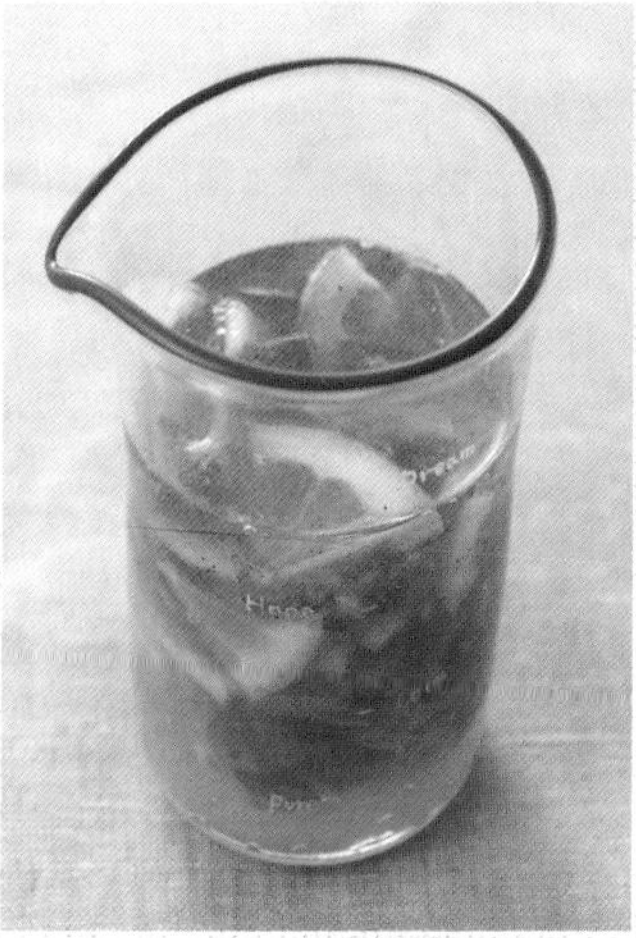

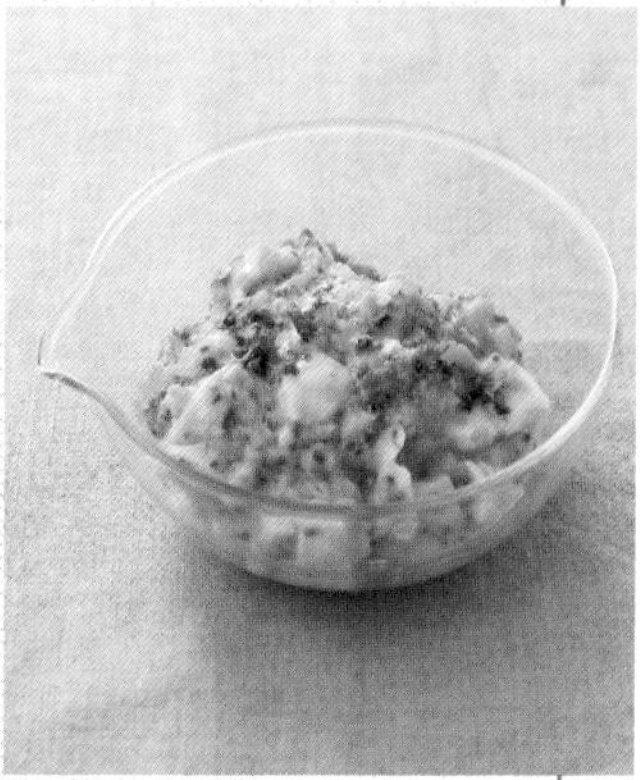

スパイシー
タルタルマヨネーズ

食べ方

この本の第３章では、オメガ３を使用した８種類のタレやドレッシングの作り方と、その活用レシピをご紹介します！　どんな料理でも、万能ドレッシングを追加するだけで、てっとり早くオメガ３の健康効果がプラスされた健康レシピに大変身！

オススメの人

どうせならオメガ３を使って、レシピのレパートリーを増やしたい！
そんな方はぜひオメガ３万能ドレッシングを作ってみてください。魚料理にも肉料理にも、主食にも副菜にも活用できます。ご自身や家族の健康のために、オメガ３を最大限に活用してみましょう！

なぜ今、日本人に「オメガ3」が必要なのか？

「こんなにさまざまな病気の予防改善になるって、本当かな」

オメガ3のすごさに半信半疑の方もいるかと思います。こんな驚くべき効果を発揮する食べ物があるならば、どうして最近になるまで注目されてこなかったのかと、疑問に思うのは当然かもしれません。

ここ数年で、えごま油やアマニ油が注目を集めるようになったのには理由があります。日本人はもともと魚食中心の生活でした。さばやいわしなどの青魚には、オメガ3の一種であるEPAやDHAがふんだんに含まれています。だから**昔の日本人は、意識してオメガ3を摂取しなくても、十分に足りていた**のです。

しかし時代は変わり、1988年ごろから魚介類の摂取が減り始め、2009年には、魚介類と肉類の摂取量が逆転しました。その結果、**オメガ3の摂取量が激減し、身体を構成する細胞膜の脂質構成が、「良い油バランス」か**

ら**「悪い油バランス」に変わってしまった人が増えた**のです。

だからといって、今から昔の食生活に戻すのは、現実問題として難しいものがあるでしょう。毎日のように魚料理を食卓に出さなければなりません。調理の手間などを考えても、それは大変なことです。

そこで注目したいのが、えごま油（シソ科植物の種から抽出）やアマニ油（亜麻という植物の種から抽出）です。いずれも植物の種子から抽出する油ですが、この油を「1日スプーン1杯」摂るだけで、成人の1日に必要な摂取目安量のオメガ3を摂取することができます。

認知症や生活習慣病にかかる人が増えたのは、奇《く》しくも日本人が魚食から肉食に変わっていった時期と重なっています。まさに、**オメガ3の不足こそが、日本人の健康をむしばんでいた**のです。

本書では、えごま油やアマニ油を使って、オメガ3を効率よく摂取するための方法を紹介します。ぜひ、毎日の習慣にしてほしいと思います。

私は、オメガ3オイル啓蒙家《けいもうか》として活動を始める前は、20年間看護師として医療現場で働き、多くの病気とその現状を目の当たりにしてきました。

そのなかで、脳梗塞や心筋梗塞などの重篤《じゅうとく》な患者さんをケアするカテーテル室（血管専門治療室）に7年勤めていた時期があり、40代の若さで亡くなられたり、一命をとりとめても後遺症が残る患者さんを数多く見てきました。


医療を提供する病院という場は、多くは症状のある人に対して診断、治療する場です。しかし、病気には症状が出るまでの潜伏期間があり、知らず知らずのうちに体がむしばまれている可能性があります。つまり、「病気の予防」という視点がないと、ある日突然、取り返しがつかない症状が現れてしまうのです。

そんな医療現場で患者さんをケアするなかで、**「病気にかかる前の日常生活において何かできることがあるのではないか」**という疑問を抱き始めたときに知ったのが「オメガ3」でした。

健康の維持や病気の予防には検診や早期治療も大切ですが、もっと手前の

「日常の食事」が何よりも大切であることに改めて気づいたのです。**「私たちの身体は私たちが食べたものでできている」**のですから。

オメガ3を正しく毎日摂ることで病気をはねのける強い身体をつくれる！
生活習慣病、うつ、認知症、少子高齢化など、世の中のさまざまな課題は油の『新しい常識』を多くの人々に知ってもらうことで大きく改善できる！
そう強く確信し、これまでオメガ3オイルの啓蒙活動を続けてきました。

現在、オメガ3はテレビでもたくさん取り上げられ、スーパーにはえごま油やアマニ油の瓶が並んでいます。ところが、世の中の人々のオメガ3の認知度は、「流行の食材の一つ」といったレベルにとどまっており、その「真価」は十分に知れ渡っていません。

強調したいのは「摂りすぎの油を控え、良い油を選んで摂ること」です。
日本人は健康保険制度の充実もあり、世界と比べると健康意識（ヘルスリテラシー）が低いといわれていますが、それは情報を発信する側にも責任があると感じています。

2020年4月、私は日本脂質栄養学会のオブザーバーを拝命しました。「研究者の先生と一般の人々のつなぎ役」として、オメガ3をわかりやすく伝えることが自分の役割だという使命感をもって、さらなる普及に尽くしたいと思います。

この本は、オメガ3研究の第一人者、「油博士」こと麻布大学の守口徹教授と原馬明子特任准教授に監修・協力していただきながら、オメガ3が身体の中でどんな重要な役割を担っているのかに迫っていきます。

また、世界中の研究機関で解明されている、オメガ3の想像を超える健康効果をみなさんと共有できればと思っています。

「医食同源《いしょくどうげん》」——健康は毎日の食事によってつくられます。

オメガ3こそ、まさに「医食同源」を体現する最強の食材といえるでしょう。

もしあなたの身体が今、
「悪い油バランス」になっていたとしても、
遅くはありません！
「いのちを長持ちさせる
ひとさじの油」生活を
今日から始めて、
いつまでも若々しく長生きしましょう！

CONTENTS

第1章 なぜ「油」で、いのちが長持ちするのか?

第2章

オメガ3で身体と脳を蘇らせる！

第3章 いのちを長持ちさせるオメガ3の摂り方

第4章 こんなときはどうする!? 油のことがもっとわかるQ＆A

第1章

なぜ「油」で、いのちが長持ちするのか？

ひとさじの「油」こそ、健康長寿のカギ！
37兆個の細胞がしなやかに若返る
オメガ3のパワーに迫ります！

およそ37兆個ある細胞の膜は、すべて油でできている

まず、みなさんにいちばんにお伝えしたいのは、本書で紹介する「オメガ3」は、人間の健康を考えるうえで「絶対に欠かせない食べ物」だということです。

世の中には健康にいい食べ物があふれています。

ビタミンやミネラルをふんだんに含んだ食材を食べれば、身体を元気にすることができるでしょう。

たんぱく質や糖質を摂らなければ、身体はつくられないし、エネルギーも湧《わ》いてきません。

でも、それだけでは人間は健康になることはできません。

「はじめに」でお伝えしたように、せっかく健康にいいものを食べて、身体を元気にする栄養をたくさん吸収しても、37兆個にも及ぶ私たちの細胞が「悪い油バランス」になっていたら、すべてがムダになってしまうんです！

なぜなら、栄養が細胞までスムーズに届かないから。

人間の身体にとって、油が果たすいちばんの役割は、細胞膜の材料になることです。

繰り返しますが、私たちの身体はおよそ37兆個の細胞で構成されています。

その細胞を覆う膜のほとんどは、油でできているという事実を知っていましたか？

もし、細胞膜がなかったら、細胞は形を保つことができません。

細胞膜は、コップのようなもの。ジュースなどの液体はコップがあるから形を保てますが、コップという枠が外れたら形を失って流れ出ていってしまいますよね。

細胞も細胞膜がなければ形を失ってしまい、その役割を果たすことができないのです。

また、細胞膜は細胞を守るだけではなく、その質の良し悪しが、身体と脳の健康に大きくかかわっています。

私たちの身体は細胞のかたまりで、皮膚、骨、内臓、血液、粘膜、すべてが細胞によってできています。これらすべてが円滑《えんかつ》に働けるかどうかが、細胞膜の質にかかっているのです。

細胞膜をつくる油は「リン脂質」といいますが、**このリン脂質が「良い油バランス」でできていると、細胞の柔軟性や流動性が向上し、血流、代謝《たいしゃ》、情報伝達能力などが高まり、全身の健康状態が上向きます。**

理想的な細胞膜の姿は、子ども時代に遊んだスライムがイメージです。手で握るとグニャッと潰れるけれど、パッと手を開けば元通り。自由自在に形が変えられます。形を自在に変えられるメリットは、血液の流れで説明するのがいちばんわかりやすいでしょう。

たとえば、質のいい細胞膜を持った血液中の赤血球は、細い毛細血管を通るときに円形から楕円形へと瞬時に姿を変え、滞ることなく流れることができます。もし瞬時に楕円形へと姿を変えることができなければ、血液の流れが滞ってしまいます。

人間の身体を構成する37兆個の細胞すべてが、それぞれに与えられた役割をスムーズに果たせる状態こそが健康である、ということなのです。

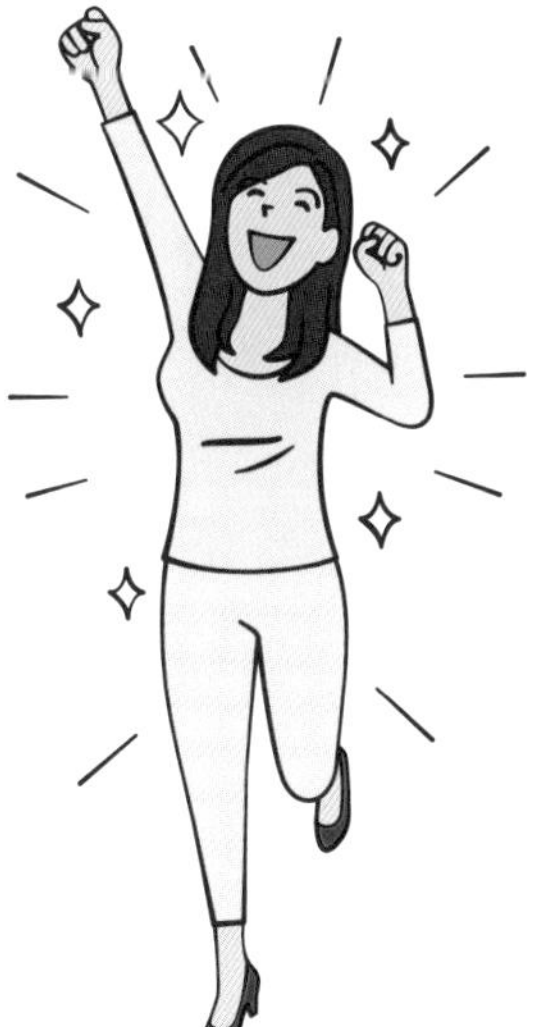

脳細胞の65%も油でできている

考える、手足を動かす、呼吸をする。生命活動の司令塔である脳は、〝油の臓器〟であることをご存じでしょうか？

脳から血液などの水分を除いたとき、その残りのおよそ65%が油です。

興味深いのは、生命の要である脳が正常に働くには「良い油バランス」であることが必要で、脳には優先的に良い油脂が運ばれるということ。

脳は「血液脳関門《けつえきのうかんもん》」という、非常に厳しいセキュリティによって守られています。これによって、脳は「良い油バランス」となり、私たちは生命活動を維持できます。

もし、脳の油バランスが崩れると、脳の機能が低下して、物忘れがひどくなる、感情の起伏が激しくなる、落ち着きがなくなるなど、さまざまな症状が現れます。認知症やさまざまなメンタルトラブルを予防するためにも、脳は「良い油バランス」を維持する必要があるのです。

さらに、脳に張り巡らされているおよそ1500億個の神経細胞は、「シナプス」と呼ばれるつなぎ目を介して情報のやりとりを行っています。シナプスの細胞膜も、もちろん油が材料です。

一つの神経細胞に対し、シナプスは数万個あるといわれ、シナプスの数が多く、柔軟性に富んでいるほど脳の働きはよくなります。

最近、記憶力が衰えたな、物忘れがひどいなと感じている方は、もしかしたら、脳が「悪い油バランス」になっているのかもしれません。

脳細胞そのものが衰えていない限り、細胞膜を「良い油バランス」に変えていくことで、細胞が本来の働きや機能を取り戻し、記憶力や物忘れ、感情の浮き沈みが改善される可能性は大いにあるのです！

油は「控える」から「選んで摂取する」時代へ

細胞膜の材料にもなる脂質（油）は、たんぱく質、糖質と並ぶ、三大栄養素の一つです。

三大栄養素とは、生命活動を維持するのに欠かせない大切なエネルギー源のこと。そこに油が含まれていることに私たちはもっと注目して、真剣に向き合わなくてはなりません。

成人の1日に必要なエネルギーのうち、約20～25%は脂質から摂るべきだとされています。

「でも、油は健康に悪いと聞いたことがある」「カロリーが高くて太るのがイヤだから」という理由で、いまだに油の摂取を控えている人が少なくありません。

確かに、油はかつて、コレステロール値を上げると中高年に敬遠され、油抜きダイエットの流行で女性や若い世代にも毛嫌いされました。
ところが、最新のエビデンス（科学的根拠）が示しているのは、「油を控えよ」ではなく、「油は選んで摂取せよ」です。過去の呪縛《じゅばく》にとらわれていないで、そろそろ、正しい情報を認識すべきなのです。

アメリカの農務省が発表する栄養ガイダンスピラミッドでも、1992年版ではすべての油が控えるべき食品のトップに並んでいましたが、研究が進んだ2015年版ではその内容が大幅に変わり、控えるべき食品のトップはバターなどの動物性脂肪に限られ、オメガ3が所属する植物性脂肪は、野菜や果物など積極的に摂るべき食品の次にリストアップされています。

過剰に摂取気味の油は控えて、健康をサポートする良い油を見極めて積極的に摂る。これが最新の油の常識です。ぜひこの機会に、油の認識をアップデートさせてしまいましょう。

摂るべき油の正体は、オメガ3

エビデンスに基づいた食の最新情報を伝える『ＮＨＫスペシャル　食の起源』でも油が取り上げられ、摂るべき油は健康を促進することが説明されていました。世界の食の流れを見ても、今後、油の重要性がますます注目されることは間違いありません。

摂取過剰気味の油を控えて、良い油を見極めて選択的に摂取する。これが、これからの健康法の柱になっていくでしょう。

それではいよいよ、良い油の正体を説き明かしていきましょう。

現代の食生活のなかで摂取不足で、細胞の機能維持に必要な摂るべき油とは、オメガ3系脂肪酸《しぼうさん》（本書ではオメガ3と表記）。この一択です。

◉オメガ3＝海の幸（魚介類）やえごまやアマニの種子などから摂取できるオイル

まずは、このように覚えておいてください。

すべての油は、さまざまな「脂肪酸」でできています。えごまやアマニの種子などにたくさん含まれているオメガ3は、α《アルファ》－リノレン酸という脂肪酸で、これが体内に入ると、次々に身体に有効な物質に変わっていきます。

まず、α－リノレン酸は体内に入ると、一部は「EPA（エイコサペンタエン酸）」という脂肪酸に変わります。

EPAには血液をサラサラにしたり、血液中の中性脂肪を減らす効果があります。この働きは、血管の柔軟性や血流の改善などに力を発揮します。

そしてEPAの一部は、さらに変化して「DHA（ドコサヘキサエン酸）」という脂肪酸になります。みなさん、DHAはもうおなじみでしょう。あまり一般的に認識されていませんが、DHAもまたオメガ3の「油」だったんですね。

先ほど脳に優先的に運ばれる油の話をしましたが、「良い油バランス」をつくってくれるのは、まさにDHAのこと。**オメガ3のDHAには、脳の神経細胞やシナプスの柔軟性を上げて、記憶力や思考力を高めるなど、脳の機能を改善する働きがあります。**

ここでみなさん、次のように思われるかもしれません。

「EPAもDHAも、魚で摂れるんじゃないの？」

大正解です！

オメガ3のDHAやEPAをいちばん効率よく摂取するには、魚などの海の幸をふんだんに食べること。これは間違いありません。

魚の油はα－リノレン酸ではなく、もともとEPAやDHAの状態なので、わざわざ体内で変化していく段取りを踏まなくていいため、効率よく摂取できます。

厚生労働省の2010年度版「食事摂取基準」では、EPAとDHAはあわせて1日1グラム以上摂取することが推奨されています。刺身ならまぐろ（トロ）4〜5切れ、ぶり6〜7切れ、焼き魚ならさんま1尾、いわし2尾程度です。このような魚食を「毎日続けられる」方なら、わざわざえごま油などを摂取する必要はないでしょう。

しかし現実的には、毎日魚料理を食べるのは難しいかと思います。だからこそ、えごま油やアマニ油が非常に役立つのです。

2015年度版「食事摂取基準」では、**オメガ3の摂取目安量を2グラム程度**と定めています。この目安量は、**えごま油やアマニ油を、1日スプーン1杯（約4グラム）だけで摂ることができる**のです。

オメガ3は体内でつくりだすことのできない「必須《ひっす》脂肪酸」なので、食事から摂らなければいけません。

えごま油やアマニ油を毎日コツコツ摂取すれば、EPAやDHAが徐々にチャージされ、脳、身体、心が健康であるためのさまざまな効果を発揮します。

オメガ3のEPAは、身体を「良い油バランス」に変える

オメガ3のα－リノレン酸は体内に取り込まれると、EPA↓DHAの順に変換されます。EPAとDHAの役割は異なります。EPAは血流など全身の健康にかかわり、DHAは脳の健康に関係します。

EPAは、「北極圏に暮らすイヌイットに、心臓病で亡くなる人が極端に少ない理由が食生活にある」という1960年代に行われた調査研究をきっかけに、大きく注目されるようになりました。

EPAの重要な役割は、血液や血管の健康を守ること。**EPAには血液中の中性脂肪を低下させ、血液をサラサラにして血栓を防ぐ作用があるので、動脈硬化や心筋梗塞など、循環器系疾患のリスクを低下させる**といわれています。

ヒトの試験でも、EPAを摂取すると赤血球の細胞膜に取り込まれ、赤血球の柔軟

性が向上したり、血液の粘度が低下してサラサラになることが証明されています。

日本の研究でも、オメガ3の摂取割合が高い人は、低い人と比べて、5年後の心筋梗塞などの発症リスクがおおよそ4分の1になるという結果が報告されています。

また、**もうひとつ大注目すべきは、EPAの「抗炎症作用」**です。

認知症、糖尿病、がん、アレルギー、生活習慣病などは、それぞれ体内の炎症が原因で発症すると考えられています。自覚症状がないのであまりピンとこないのが、炎症の怖いところ。気づいたときには糖尿病やがんと診断されてしまうのです。

医療関係者の間では、炎症は万病のもと、というのがもはや常識です。現代の長寿社会で、健康長寿をまっとうする鍵は、体内の炎症をいかに鎮《しず》めるかにかかっているといっても過言ではありません。抗炎症作用のあるEPAが体内に常にある状態を保っていれば、炎症の初期段階で鎮められる可能性が高まります。

もちろん、炎症を起こすような食習慣や生活習慣をあらためる必要はありますが、炎症が長期化して慢性化することが病気につながるので、初期消火ができるか否かはとても重要なポイントです。

オメガ3のDHAは、脳を「良い油バランス」に変える

DHAは、1989年にイギリスの研究チームが、「日本の子どもの知能指数が高いのは、魚をよく食べている(=DHAの摂取量が多い)ことが影響しているのではないか」と、発表したことがきっかけで注目されるようになりました。

脳にDHAがたどり着くと、細胞膜に分布し、細胞膜の柔軟性や弾力を保つことで、情報処理を円滑にします。この働きが、DHAの最大の役割といえるでしょう。

脳の神経細胞同士をつなぐ、中継基地のような役割を果たすシナプスもまた細胞膜によって包まれています。

目や耳から入ってきた情報は神経細胞がキャッチし、シナプスを介して神経伝達物質のやりとりが行われます。DHAによって油のバランスの取れた細胞膜を持つシナ

プスは働きがスムーズになり、情報を素早く受け取って、素早く送り出すことができます。

もし、情報の伝達がうまくいかなくなると、思考力や記憶力、集中力が低下するため、勉強や仕事のパフォーマンス（能力・成果）が低下することが考えられます。

さらに、すぐにカッとなる、怒りっぽくなるなど攻撃性が増す、落ち着きがなくなる、落ち込みが激しいなど、情緒面にも多大な影響を与えてしまいます。

ＤＨＡは子どもだけでなく大人になってからも欠かすことができません。社会適応能力の向上や精神面の安定をはかるために不可欠な油であり、「生涯摂り続けるべき油」だといえます。

オメガ3以外は、「控えるべき油」なの？

細胞膜にとって、積極的に摂るべき油はオメガ3です。では、ほかの油はすべて控えるべき油なのでしょうか？

油は一般的に、「油」と「脂」に分けられています。

「油」は主に、植物性の油脂のこと。不飽和《ふほうわ》脂肪酸ともいい、常温で固まらないサラサラとした液体状で、料理用の油がその代表です。

「脂」は主に、動物性の油脂のこと。飽和脂肪酸ともいい、常温で固体や半固体に固まります。牛肉や豚肉の脂身（ヘット、ラード）、バターなどの乳脂肪がその代表です。

しかし、植物性脂肪でありながら常温で固体のココナッツオイルやカカオバター、動物性脂肪なのに常温で固まらない魚油があることから、現在では、各油に含まれている主な脂肪酸によって、飽和脂肪酸、オメガ9、オメガ6、オメガ3の4種類に分類されるようになりました。これらは、大きく2つのチームに分けられます。

体内でつくれる【普通の脂肪酸チーム】 脂、オメガ9
体内でつくれない【必須脂肪酸チーム】 オメガ6、オメガ3

食べ物から脂質を摂取しなくても、体内でつくることのできる脂とオメガ9は、摂りすぎると身体に蓄積されます。どちらもエネルギー源となる栄養素ですが、摂りすぎると脂肪が増えて、メタボへまっしぐらです。

体内でつくれないオメガ6とオメガ3はどうでしょうか。**オメガ3は積極的に「摂るべき油」なのに対し、オメガ6は現代人の摂りすぎが悪影響し、オメガ3のいい面を打ち消すなど、体内を「悪い油バランス」にしてしまう「控えるべき油」です。**

ここで勘違いしないでいただきたいのは、どの油にも役割があり、適量であれば問題はないということです。すべては、オメガ6とオメガ3の摂取バランスの悪さに原因があります。

オメガ9の代表選手「オリーブオイル」はほどほどに

【普通の脂肪酸チーム】との付き合い方を、もう少し詳しくみていきましょう。

動物性脂肪である「脂」、飽和脂肪酸には、肉の脂身、バターやチーズなどの乳脂肪、ココナッツオイルなどがありますが、すべてに共通する特徴は、常温で固まることです。焼いたばかりのお肉から出た脂はサラサラしていますが、時間が経つとだんだん白く濁り、最終的には白い固まりになります。

「脂」には、臓器を保護したり、脂肪組織として身体の熱が体内から逃げるのを防ぐ役割もあるので適度な摂取は必要ですが、摂りすぎによる体脂肪の増加は、糖尿病、脂質異常症、高血圧などの生活習慣病のもとになります。

普通の脂肪酸チームのもう一つ、オメガ9の代表的なものにオリーブオイルがあります。

古くは地中海ダイエット、最近ではスポーツ選手の食事法などでも健康にいいとして取り上げられるオリーブオイル。「これを摂るのがダメなの?」と思った方も少なくないでしょう。

オリーブオイルに含まれるオレイン酸は、炭水化物などを原料として体内で生成が可能なうえ、動物性、植物性を問わず、さまざまな食品に含まれているので意識して摂取しなくても不足することはありません。

よく、オリーブオイルの効果として便通の改善を挙げる方がいますが、腸内のすべりをよくして便の排出を促すという点で論ずるのであれば、どのオイルにも同じ効果があります。オリーブオイルだけが特別ではないのです。

ただし、これから身体を「良い油バランス」にしていくためには、オリーブオイルを上手に食卓に取り入れることが不可欠。そのことについては、第3章で詳しく説明します。

細胞膜の椅子取りゲームをしているオメガ6とオメガ3

オメガ3とオメガ6は同じ【必須脂肪酸チーム】ですが、体内でつくれず食事から摂らなければならないという共通点を除き、両者の性質は正反対です。

まず、オメガ3は現代で唯一不足しがちな油であるのに対し、オメガ6は多くの人が過剰摂取の傾向にあります。

オメガ3は魚に多く含まれていますが、現代人の魚の摂取量減少とともに、オメガ3の摂取量も減少の一途をたどっています。

反対に、サラダ油やごま油などの普段家庭で使われるオメガ6の油は、家庭料理以外にも、パン、カップ麺、スナック菓子、スーパーの惣菜やコンビニ弁当など、数多くの食品に使われています。生活が豊かになり、手軽な食事が増えた分、オメガ6の摂取量は増加しています。

さらに、**オメガ3は体内の炎症を抑える火消し役。オメガ6は、体内に炎症を起こす火付け役という正反対の性質を持っています。**

オメガ3のEPAは炎症を抑制するように働きますが、オメガ6のアラキドン酸は体内を攻撃し、炎症の火種をつくります。アラキドン酸は免疫反応に重要な役割を果たしますが、過剰に摂ると、過度に働き、アレルギー反応として体内の細胞自身を攻撃してしまうのです。

EPAとアラキドン酸は、どちらも細胞膜の材料です。しかし、両者を代謝するために必要な酵素《こうそ》の数には上限があるため、**両者は日々、自らが細胞膜になるべく椅子取りゲームを繰り広げ、陣取り合戦をしています。**

たとえば、100席あるコンサート会場を一つの細胞だとしてみましょう。

オメガ6とオメガ3の理想の摂取比率は、2対1とされています。

アラキドン酸が66人に対して、EPAが33人いるのが、コンサート会場(細胞)にとって最適なバランスといわれています。

興奮しがちなアラキドン酸を、EPAが適度に落ち着かせることで、コンサートはトラブルもなく（細胞が炎症を起こさず）、円滑に進んでいきます。

しかし現在、日本人のオメガ6とオメガ3の摂取比率は、平均5対1まで差が広がっています。

これはアラキドン酸が83人に対して、ＥＰＡが16人しかいない状態です。

すると、ＥＰＡはアラキドン酸の暴走を止められず、コンサート会場にトラブル（細胞の炎症）が起こってしまうのです。

つまり、オメガ6の摂取量が過剰であれば、おのずと細胞膜も荒々しい性質のアラキドン酸が増え、身体のあちらこちらで炎症を起こすことになります。

これが、花粉症やアトピー性皮膚炎などのアレルギーの一因であり、脳に炎症が起きれば認知症の原因にもなり得ます。

しかし、**オメガ6を減らしてオメガ3を意識的に増やす生活を続けていくと、本来の「良い油バランス」となり、ＥＰＡがアラキドン酸をコントロールして、穏やかで正常な細胞へと変化させていくことが可能になるのです。**

もしも細胞がコンサート会場だったら…

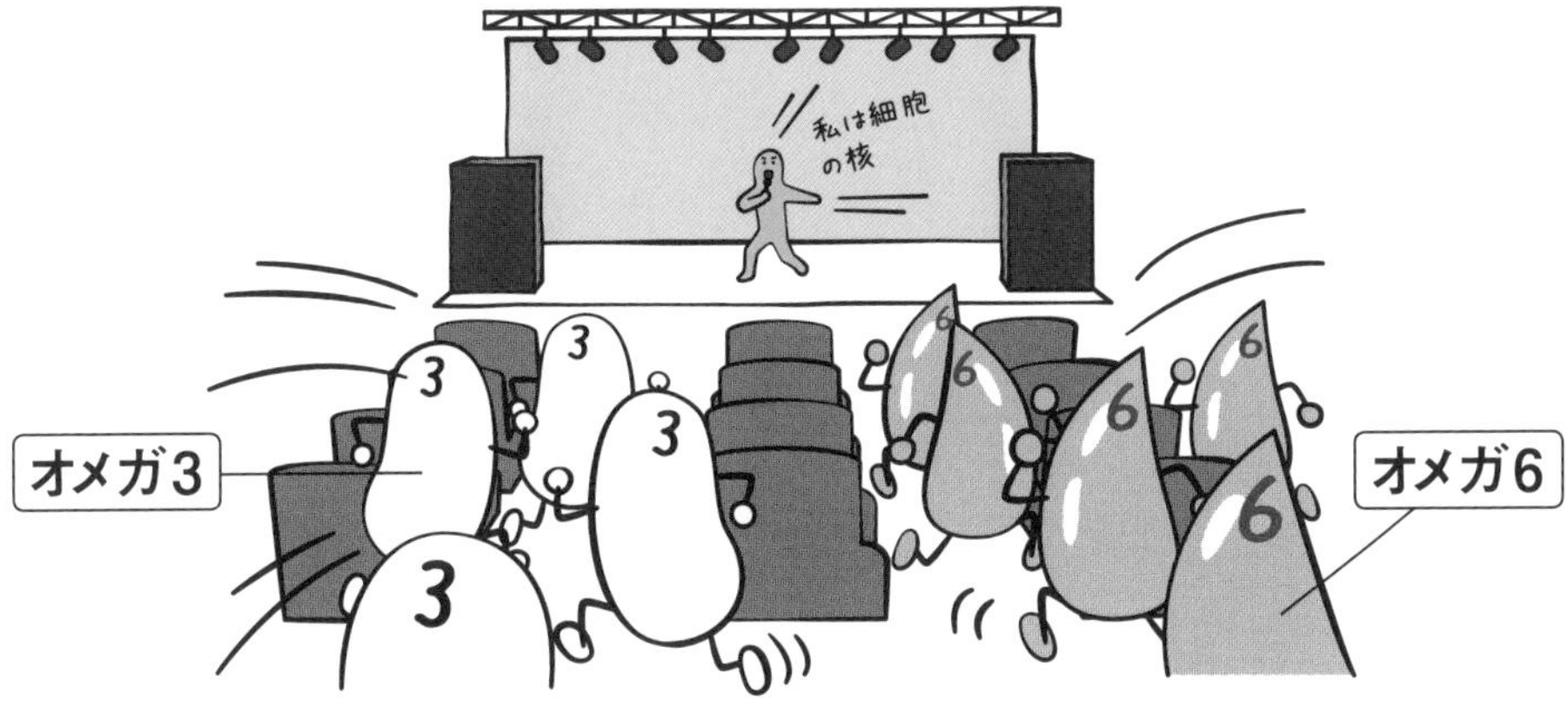
私は細胞の核
オメガ3
オメガ6

オメガ3とオメガ6が席を取り合って

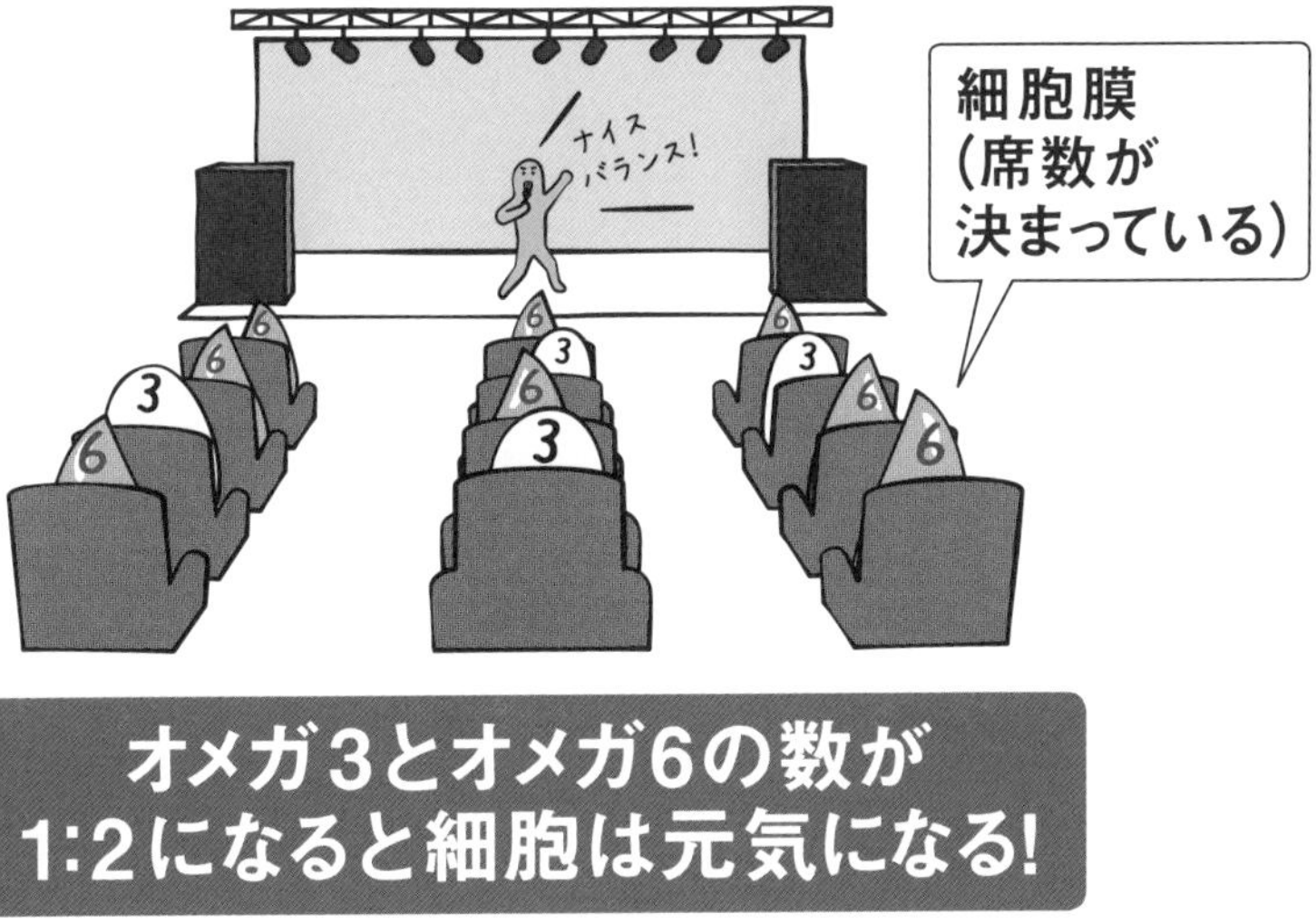
ナイスバランス!
細胞膜
(席数が
決まっている)

**オメガ3とオメガ6の数が
1:2になると細胞は元気になる!**

現代人は食生活の変化で、オメガ3が圧倒的に不足！

現代人が深刻なオメガ3不足に陥《おちい》ってしまった原因は、魚離れにあります。

この3日間の食事を振り返ってみて、何回魚を食べましたか？　メニューから肉と魚を選べるとしたら、どちらを選びますか？

かつて、日本の食卓には毎日のように魚介類が並びました。朝は、ごはんに鮭の切り身、のり、豆腐とわかめのみそ汁。旅館の朝食のようなメニューが、一般家庭の朝ごはんでした。

ところが、1991年の「牛肉の輸入自由化」によって肉が安価で手に入るようになり、また、魚よりも肉のほうが調理の手間もかからないことから肉が好まれるようになり、徐々に魚の登場回数は減っていきました。

世界的に見れば日本人は魚をよく食べるほうであったはずなのですが、厚生労働省が公表している「国民健康・栄養調査」(2013年)を見てみると、1988年ごろから魚介の摂取が減り始め、2006年ごろに国民1人1日当たりの魚介類と肉類の摂取量はほぼ同じくらいになり、2009年を境に肉の摂取量が魚を上回っていきます。

そして、**2013年になると、ほぼすべての世代で肉中心の食事となっていることがわかりました。**ある大手食品会社の調査によると、魚を食べるのが「週5回以上」ある人はわずか約10%でした。もっとも多かったのは「週1~2回」で約40%。「2週間に1回程度」という家庭も約10%あったといいます。

魚の摂取量が減れば、当然、オメガ3が不足します。

厚生労働省の2010年度版「食事摂取基準」では、EPAとDHAを合わせて1日1グラムの摂取を目標値としていますが、魚介類と肉類の摂取量がほぼ同じだった2006年ごろでさえ、18歳~20代では目標値のわずか5分の1である0・2グラム程度、30~40代でも0・3グラムに満たず、50~70代でも0・6グラムを少し超える程度にとどまりました。

現在では、さらに状況は悪化していると考えていいでしょう。

では、日本脂質栄養学会が推奨するオメガ6とオメガ3の理想的な摂取比率、2対1を実現するには、どれくらい魚を食べればいいのでしょうか。

それを教えてくれるのが、ご長寿の双子で有名になったきんさんぎんさんの姉、成田きんさんの食事です。

きんさんの1週間の食事を見てみると、朝食は味付けのりやのりの佃煮に、野菜のおかずがほぼ毎日。昼食にはかれいの煮付けやさばの味噌煮など、魚介のおかずが週5回。夕食ではまぐろの刺し身を週6回に加え、うな丼やきすの吸い物が食卓に上る日もありました。

毎日3食として1カ月で90回、そのうち60回以上に海の幸が登場して、ようやく摂取比率は2対1になります。月60回を30日で割ると、1日2回程度は魚介類を食べる計算です。

もちろん、摂取比率はオメガ6の摂取量にも左右されますので、この計算はあくまでも一つの目安とお考えください。

きんさんのような理想的な食事ができればベストですが、正直、1日2回、毎日魚を食べ続けるのは、ほとんどの人が難しいでしょう。

現在、週1回しか魚を食べていない人は週3回に増やし、週3回の人は5回に増やし、といったように、できる範囲で魚を食べる回数を増やすことが大切です。

それが難しくても大丈夫。スプーン1杯のえごま油を毎日摂り続ければ、理想の摂取量に近づけることができ、体内のＥＰＡやＤＨＡを増やしていくことができます。

何事も継続が大切です。あなたが継続できるスタイルを見つけて、きんさんぎんさんのような健康長寿を目指していきましょう。

オメガ3を積極的に摂り、オメガ6を控えよう

お伝えしたように、日本脂質栄養学会が推奨するオメガ6とオメガ3の摂取比率は2対1です。

この数字の根拠を裏付ける、ある調査があります。

福岡県久山町で40歳以上の町民3000人の協力のもと、血液中のオメガ6とオメガ3の割合を調査したところ、その比率が1～2対1までの間は、心臓病の死亡リスクが低いことがわかりました。

そして、比率が2対1を超えてオメガ6の割合が増えれば増えるほど、心臓病の死亡リスクが急速に高まることがデータで明らかになっているのです。

オメガ6を摂りすぎると、体内では健康を損なう二つのリスクが発生します。

一つめは、体内でアラキドン酸が過剰に増えることで、病原菌のような外敵ではな

く血管などの自分の細胞を攻撃し、細胞自身に炎症が起きてしまうこと。

二つめは、血管の炎症が続くと、血管の内壁が傷つき、そこに中性脂肪などが溜まると、狭く硬くなり、動脈硬化のリスクが高くなることです。

これらのリスクをまとめて低減してくれるのが、体内のバランスを取る調整役であるオメガ3です。

久山町のデータが示しているのは、オメガ6の攻撃性を抑えられるのは、オメガ3が一つに対してオメガ6が二つまで。それを超えるとオメガ6の暴走を止めることができず、その状態が長引くことで血管内の細胞が徐々に傷つけられていき、病気を発症してしまうと考えられます。

いまや日本人の4人に1人が血管にまつわる病で命を落としています。その事実と、魚を食べる機会が減っていった時代の変化とは、決して無関係とはいえないでしょう。

イヌイットの心臓病での死亡率が西洋人の10分の1のわけ

オメガ3が注目されるようになったきっかけは、先住民族イヌイットの食事です。

イヌイットの食生活を徹底的に調べた生理学者のヨーン・ダイヤベルグ博士の研究により、イヌイットのオメガ3の摂取量は1日およそ13・4グラムで、なんと、日本人の10倍以上も摂っていることがわかりました。血液中の脂肪酸の割合を調べると、オメガ3が大半を占めていたというから驚きです。

イヌイットが暮らす北極圏は、冬になるとマイナス50度以下になる日もあります。厳しい自然環境のなかで手に入るご馳走といえば、極寒の地で身を守るため分厚い皮下脂肪を蓄えたアザラシやセイウチの肉。

海に暮らす動物たちの肉には、オメガ3が豊富に含まれています。さらに、イヌイットはクジラの油を調味料のように使う習慣がありますが、この油もオメガ3をたっぷり含んでいます。

イヌイットの伝統的な食事は、摂取カロリーのおよそ7割を油から摂っているそうですが、私たちが食事の7割をオメガ3以外のいつもの油にしたら、あっという間に血液はドロドロになり、心臓病になるのも時間の問題でしょう。

ところが、イヌイットはいたって健康。1970年代の調査では、心筋梗塞になる確率が一般的なヨーロッパ人の10分の1以下という結果が出ています。

豚の角煮を思い浮かべてください。冷めてくると脂が白く固まってきますね。なんと、オメガ3のEPAやDHAはマイナス50度以下でも固まりません。これが、ほかの油との大きな違いです。

オメガ3がいかに身体に悪さをしない油なのかを、イヌイットの食事が教えてくれています。

Column

コロナストレスをどう乗り越えるか？

オメガ3こそ大事ないのちを守るための切り札！

2020年、突然訪れた新型コロナウイルス感染症（COVID-19）の世界的大流行。私たちの日常生活は激変し、身体にも深刻な影響を及ぼしています。

感染に対する不安、自粛による行動制限やリモートワーク（在宅勤務）、経済面での不安など、一度にさまざまなストレスを抱え、心のバランスを崩す人が増えています。

新型コロナウイルスの収束には、年単位で時間がかかると考えられており、不安やイラ立ちは募るばかりです。オメガ３不足の状態に緊張感や緊迫感を伴ったストレスが加わると、不安感や攻撃性が増すことがさまざまな研究で指摘されており、大事ないのちと健康を守るためには、オメガ３は決して断ってはいけない油なのです。

コロナストレスを乗り越えるために、今こそ食のあり方を見直すべき時期なのかもしれません。そして、そのカギ（切り札）はオメガ３にあると強く感じています。

第2章

オメガ3で身体と脳を蘇らせる！

さまざまな不調や病気を
まとめて予防改善することができる
オメガ3のスゴすぎる健康効果を一挙紹介！

オメガ3を手軽に摂取できる「えごま油」「アマニ油」

オメガ3は、身体のすべての細胞膜の材料となり、細胞が本来の働きを取り戻すことで、身体を丸ごと健康に変えていくことができます。

オメガ3をもっとも効率よく摂取する方法は、魚を食べることです。海に囲まれた日本では新鮮な魚が手に入ります。魚からであれば、EPAやDHAをダイレクトに100%摂取できるので、本気で健康になりたい、今ある不調から解放されたい、20年後も生き生きと暮らしたいと願う方には、魚を食べる機会を増やすことを強くおすすめします。

オメガ3の摂り方のポイントは、体内で不足しないように毎日コツコツです。

なので理想をいえば、毎日3食のうち1回を魚や貝などのシーフードに変えていくことが望ましいのです。その際は、魚に含まれるEPAやDHAの成分を流出させせない調理方法を選ぶのがポイントです。焼き魚やフライだと約10～40％のEPAやDHAが流出してしまうので、一番オススメな食べ方はお刺身です。さばやいわしの缶詰だと、EPAやDHAの流出した煮汁ごと半分くらい食べれば1日の摂取量をクリアすることができます。

でも、1日1回は食べなくては！という思いがストレスになってしまうと、そのストレスをしずめるためにオメガ3の消費が増えてしまい本末転倒です。

そこで注目したいのが、海の幸以外でオメガ3を摂ることのできる「えごま油」や「アマニ油」です。

えごま油とアマニ油のα－リノレン酸が体内でEPAやDHAに変換されるのは10～15％と、魚と比べると吸収効率は下がってしまいますが、体内にオメガ3を切らさないという観点からいえば、シーフードを食べられない日の代替品としてとても優れているといえます。なぜなら、えごま油とアマニ油なら、いつもの食事にスプーン1杯かけるだけ。どれだけ忙しい人でも手軽に摂取できるからです。

魚＋えごま油またはアマニ油が、あなたの身体を、脳を、劇的に良質な状態へと変えていきます。

オメガ3のEPAやDHAで全身の細胞がしなやかになる

オメガ3のEPAやDHAは、脳だけでなく全身の細胞膜に使われています。オメガ3を適切な量含む細胞膜は、とてもしなやか。比喩でもなんでもなく、実際にしなやかになるのです。

たとえば、血管がしなやかだとポンプ機能の動きもなめらかで、血液をスムーズに運べます。血管を流れる血液は、赤血球、白血球、血小板などの細胞で構成されています。太い血管であれば血液の細胞たちは円形のままでもスムーズに通れますが、指先など身体の末端にまで張り巡らされている細い毛細血管を通るときは、シュッと楕円形に姿を変えなくてはならないので、しなやかな細胞膜のほうが断然有利。血流アップにつながると同時に、血管へのダメージを抑えることができます。

胃や腸などの内臓もしなやかな細胞膜のほうが動きがよく、本来の働きをまっとうできるのです。

細胞膜が硬いと、毛細血管をスムーズに通過できない!

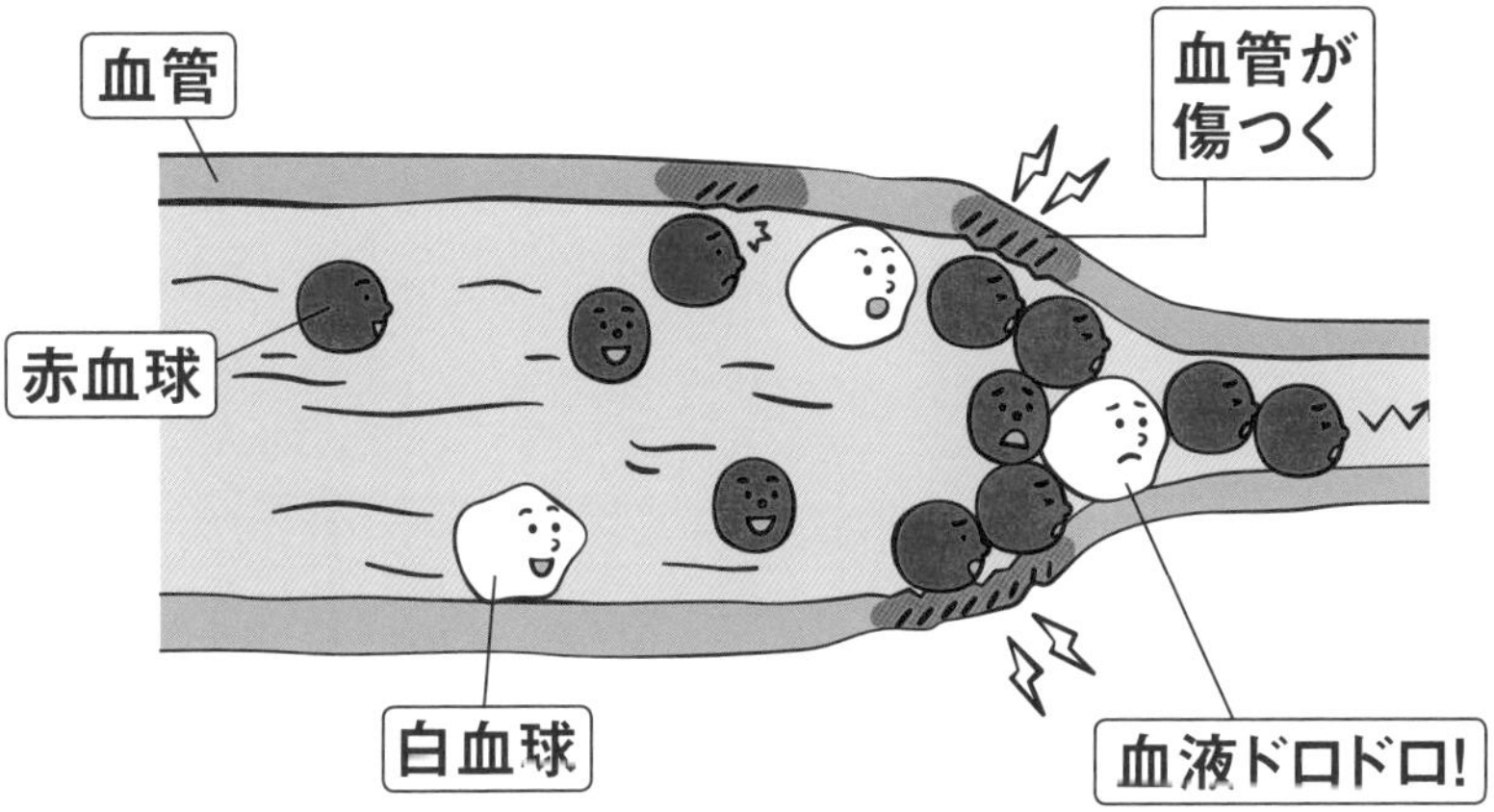

細胞膜が柔らかいと、形を変えてスムーズに通過できる!

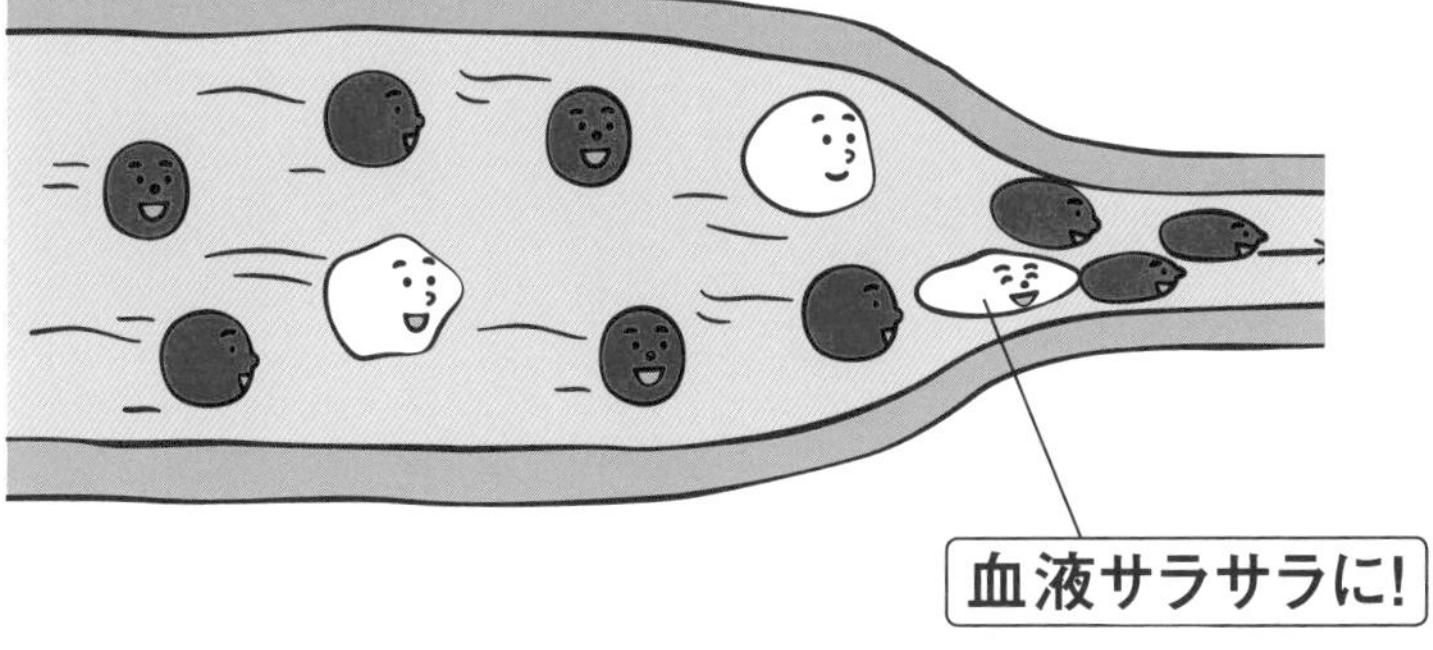

血液がサラサラになって、高血圧、動脈硬化を防ぐ

日本人の死因2位である心疾患は、オメガ6の摂り過ぎが大きな原因の一つといわれています。

外食、コンビニやスーパーの惣菜、お弁当、手軽なファストフード、パン、ドーナツ、お菓子、スイーツ。目には見えない〝隠れオメガ6〟を意識しないでいると、どうしてもオメガ6は過剰摂取になります。

本来、オメガ6であるアラキドン酸は、細胞の成長や止血系、免疫系に働きますが、過剰な状態になると、血液凝固や血管の炎症を引き起こしやすくなります。炎症が起きると、血管の内側の壁に中性脂肪などが付着しやすくなり、血液の流れが悪くなります。

この血液の流れが悪くなった状態こそが、俗にいう「血液ドロドロ」の状態。動脈硬化によって血管が狭くなったり詰まったりすると、高血圧や心筋梗塞、脳梗塞の原

因になると考えられています。

オメガ3は、血管の炎症を抑える働きがあり、さらに血中の中性脂肪値を低下させて血液がスムーズに流れる「血液サラサラ」状態を生み出して、血栓ができるのを防ぐ効果があります。

第1章でご紹介したイヌイットは、野菜や果物の摂取量は極端に少なく、魚介類やアザラシから大量の油を摂取します。しかし、摂取する油のほとんどがオメガ3のため、狭心症や心筋梗塞など心臓病による死亡率が少ないのです。

反対に、3500年前のエジプトのミイラからは、調査した50体のうち半数から動脈硬化が見つかっています。どうやら、王族たちはグルメだったようで、羊や鳥に草ではなく麦などを食べさせて太らせ、オメガ6の多い肉やフォアグラを食べたり、これもまたオメガ6の多いごまから油をつくる技術を持っていたり。

自然の摂理に沿った食事が身体を守り、行き過ぎた飽食が身体をむしばむことを歴史が教えてくれています。

すい臓の機能が回復して、糖尿病が改善する！

いまや、日本人の中高年の3人に1人が糖尿病か糖尿病予備軍だといわれています。もはや他人事ではない、国民的生活習慣病といっていいでしょう。

糖尿病患者の10人のうち9人以上は2型糖尿病で、体質など遺伝的な要素に、肥満、運動不足、暴飲暴食などの環境的な要因が加わって発病します。もちろん、運動不足の解消は必須条件ですが、治療の基本は食事の改善です。

毎日の食事に含まれる過剰な糖質や早食いなどによって血糖値の急上昇と急下降が繰り返されることで、血糖を下げるホルモンであるインスリンの分泌や作用が低下し、糖尿病は静かに、じわじわと進行していきます。

オメガ3には、このインスリンを分泌するすい臓の働きを維持する効果があるといわれており、食事にオメガ3を意識的に取り入れていくことが、糖尿病の症状の改善に役立つことは、次の実験でも証明されています。

イランのテヘラン医科大学の研究チームは、2型糖尿病患者と肥満一歩手前の過体重の人、67人のうち32人にEPAを、残り35人にコーン油をそれぞれ1日2グラム、3カ月間摂取してもらい、空腹時の血糖値、血清インスリン、ヘモグロビンA1c値(糖化ヘモグロビン)、インスリン感受性を評価する試験を行いました。

その結果、EPAを摂取していたグループでは、空腹時の血糖値やヘモグロビンA1c値、インスリン抵抗性が大幅に減少していました。

糖尿病は自覚症状が乏しく、気づいたときには症状が深刻化しているサイレントキラーです。病が進行すれば神経障害、網膜症、腎症などの合併症を引き起こすことでも知られています。これ以上、症状を深刻化させないために、そして、発症を防ぐために、過剰な糖質を控え、オメガ3は積極的に摂ることが望ましいといえます。

細胞の炎症を抑制して、がんの発生をブロック！

大学病院の看護師として乳腺外科の外来業務についたときのこと。

女性患者さん「先生、若くて乳がんになる人もいますけど、原因はなんなんですかね……」

外科医「食事ですね」

西洋医学中心の医療現場で、医療の専門家である外科医が即答したこの言葉に、驚きと同時に感銘を受けたのを昨日のことのように覚えています。

食生活の欧米化、肉食化にともない、欧米人に多かった大腸がんや乳がん、前立腺がんの発生が急速に増加しているのです。

JACC Study（日本人の生活習慣とがんの関連を調査する研究チーム）は、オメガ3を多く摂ることで乳がんの発症リスクが抑えられるという調査結果を示しました。

3年間（1988〜90年）にわたって2万6000人の女性に食事などに関するアンケートを行い、7年半にわたって追跡調査を行ったところ、約130人に乳がんが発生していました。

アンケート対象者の中で、乳がんになった女性と、ならなかった女性の食事内容を調べた結果、なんと魚のEPAとDHAを多く摂っていた女性のほうが乳がんの発生率が顕著に低かったという事実がわかりました。

また、**オメガ3がもっている炎症を抑える作用や細胞の保護効果により、がんが発症してからでも、増殖、転移、再発を防ぐ効果があると期待されています。**

がんの発生にはさまざまな要因があり、オメガ3がすべてのがんに効果を発揮するわけではありませんが、肉食中心の食生活となりオメガ6の摂取量が大幅に増え、オメガ3の摂取量が大幅に減ったことで、がんの発生リスクが高まっていることは間違いありません。予防のためには、今日から少しずつでもオメガ3を摂っていくことが大切でしょう。

オメガ3で骨粗しょう症にならない強い骨に！

高齢化社会にともなって、看過できない深刻な病気の一つが骨粗しょう症です。骨がスカスカになれば骨折のリスクが高まり、また長期化すれば寝たきりになってしまう可能性も。現在、日本では約1000万人の骨粗しょう症患者がいるとされています。

人の骨は、古い骨を壊してその栄養を吸収し（骨の分解・吸収）、新たな骨をつくること（骨の形成）を生涯通して行っています。この一連のサイクルがバランスよく保たれていると、骨は強度を保つことができますが、加齢によって「骨の形成」が弱まると、どんどん骨は弱ってしまいます。

しかし、驚くべきことに、オメガ3には骨粗しょう症を抑制する効果まであると期待が高まっています。

今回は、EPAやDHAに変化する前の「α－リノレン酸」を用いた実験。

アメリカのペンシルベニア州立大学の研究チームは、くるみとアマニ油を加えたオメガ3（α－リノレン酸）の多い食事と、オメガ6（リノール酸）の多い食事、アメリカ人の平均的な食事、の3つのグループによる骨の状態の比較実験をしました。

すると、オメガ3を摂取したグループの「骨の分解」がもっとも抑制されることが判明しました。

このことから、**オメガ3によって骨の「分解」を抑制すれば、骨が「形成」のほうに優位に働き、骨粗しょう症の改善につながると期待されているのです。**

血液のみならず骨まで健全にできるオメガ3。骨折やそれがきっかけとなる寝たきりを予防し、健康寿命をのばすためにもオメガ3の摂取は必須といえます。

アトピーなどのアレルギー症状、ドライアイも改善！

オメガ3生活を始めた方から、「長年の悩みだったアトピー性皮膚炎がよくなった」、「今年の春は花粉症がラクだった」というよろこびの声をたびたびいただきます。

アレルギー症状が改善した主な理由は二つ考えられます。

一つは、炎症を抑える作用があるＥＰＡには、アレルギー反応を抑制する働きがあること。

もう一つは、オメガ6と3の脂肪酸バランスを2対1に近づけるために、オメガ6の摂取量を減らしたことです。

というのも、オメガ6のリノール酸は、体内でアラキドン酸に変換され、そこからさらに、プロスタグランジンなどの痛みや炎症の原因となる物質を生成します。オメガ6の摂取量が増えすぎると、細胞の炎症を過剰に引き起こし、その結果、皮膚や粘膜が過敏にアレルギー反応を起こすのです。

オメガ3の継続的な摂取による、アトピー性湿疹《しっしん》、花粉によるアレルギー性結膜炎《けつまくえん》の症状の改善効果は医学的な研究データでも証明されています。

2018年11月、順天堂大学医学研究科と眼科学の共同研究グループは、オメガ3（アマニ油）を混ぜたエサをマウスに与える実験を行ったところ、アレルギー性結膜炎（花粉症）が改善されたと発表しました。

また、麻布大学の守口徹教授の研究チームが、正常なマウスとオメガ3を欠乏させたマウスで行った実験では、オメガ3欠乏マウスは明らかに涙量が低下し、ドライアイが発症することを確認しました。そして、ドライアイのマウスにオメガ3（魚油）を投与したところ、涙量は正常マウスのレベルまで回復したのです。

パソコンやスマートフォンの普及によるドライアイや花粉症は、近年増加傾向にあり、「現代病」「国民病」などともいわれています。アレルギー症状の改善や大事な目を守るためにも、オメガ3の摂取は重要だといえます。

オメガ3で免疫力を高める！

「免疫力」という言葉があらためて注目を集めています。免疫とは、体内に入り込んだウイルスや細菌、異常な細胞から自らの身体を守ろうと働く機能のことです。

じつは、**免疫細胞の約7割が腸の中に存在する**とされ、消化機能だけでない「腸管免疫」という秘められた腸のメカニズムに世界中の研究者が注目しています。

2015年、国立研究開発法人医薬基盤・健康・栄養研究所、ワクチン・アジュバント研究センターの國澤純センター長らは、食事と腸管免疫の関係を解析する研究において、アマニ油を摂取した際に体内で増加する抗アレルギー物質を見つけだし、アレルギー性下痢の発症を抑制できることを解明しました。

同研究グループは、卵アレルギーの下痢のモデルマウスを使い、2カ月の間、オメガ6の大豆油4％を含むエサで飼育したマウスと、オメガ3のアマニ油4％を含むエサで飼育したマウスを比較。大豆油を与えたマウスではアレルギー性の下痢が観察されたのに対し、アマニ油を与えたマウスのほうはアレルギーの発症が抑えられていたことがわかったのです。

さらに、腸管のどの部位にどんな脂肪酸が蓄積しているのか解析した結果、大豆油を含むエサで飼育したマウスの腸管ではリノール酸が、アマニ油を含むエサで飼育したマウスの腸管にはα－リノレン酸が、特に、腸管のなかでも免疫細胞が多く存在している粘膜固有層に蓄積していることを確認しました。

油の中身そのものが腸管でのアレルギー反応に影響を与えていることがわかったのです。

食物アレルギーや炎症性腸疾患に代表される腸の免疫機能の異常を原因とする免疫疾患の患者数は年々増加傾向にあります。

今後さらなる研究が進んでいくと思いますが、**腸管免疫システムにおいても「良い油バランス」を保つことが重要**だということがわかります。

そして、そのためにはオメガ3の摂取が必要不可欠ということなのです。

ダイエット効果も抜群！「油」が脂肪を燃焼させる！

油がダイエットの敵といわれていたのは過去の話。

一般的に、油はカロリーが高いから太りやすいといわれてきました。しかし、問題はカロリーではなく、身体にとってよく働くか、悪さをするかです。オメガ3は、摂取すると比較的早い段階でエネルギーとして使われるので体内に残りにくく、身体を太らせることはありません。

それどころか、**オメガ3には血液中の中性脂肪の合成を妨げる働きがあり、脂肪を蓄えにくくして、さらに、皮下脂肪や内臓脂肪を燃焼させてエネルギーに変えてくれます。つまり、太るどころか、太りにくくしてくれる油なのです。**

では、ほかの油はどうでしょうか。

オメガ6は太る太らない以前に、過剰摂取によってオメガ3のいい働きを封じてしまうのが問題で、さらに、オメガ6を含む食べ物はパンやお菓子など糖質もたっぷり含んだ食品が多いため太りやすいのです。

肉の脂身やバターなどの動物性脂肪、オリーブオイルなどのオメガ9は、摂取しすぎた分は肝臓で中性脂肪となって蓄えられ、それでも余った分は皮下脂肪や内臓脂肪として蓄積されるので、こちらも摂りすぎに注意する必要があります。

日常的にオメガ3を摂っている人は、摂っていない人と比べて平均体温が高いというデータがあります。体温が高いのは代謝が活発に行われていることのあかしで、消費エネルギーが高くなり、よりやせやすい身体に近づくことができます。

オメガ3で、老化・肌荒れを食い止める！

加齢とともに気になり始める、肌のカサつきや髪のパサつき。主な原因は細胞の老化なので、「年齢のせい」といってしまえばそれまでですが、油の摂取バランスを意識した生活を送ることで、老化の速度を遅らせることができます。

肌の細胞は、およそ28日周期で生まれ変わります。ですので、**オメガ3を毎日スプーン1杯摂る生活を1カ月も続けると、最初に肌の変化に気づく人がとても多いようです。**「顔全体にハリが出た」「手の甲がふっくらとしてシワっぽさがなくなった」など、オメガ3をおすすめした方から、男女を問わずたくさんの声を聞いてきました。

オメガ3は肌の基底部の細胞を活性化して、新たな細胞を表皮に送り込んで皮膚の代謝回転（ターンオーバー）を促し、皮膚にうるおいを与え、肌荒れを改善するとともに、シミやシワの発生を防ぐことが期待できます。

新陳代謝がうまくいくというのは、不要な老廃物を体内に溜め込むことなく排出できる状態、ということです。廊下に不要なゴミ袋が置いてあると歩きにくいのと一緒で、老廃物がなくなると肌の細胞は活性化して本来の輝きを取り戻します。

そうなると、乾燥から肌を守る皮脂の分泌が正常になったり、肌にうるおいを与えるセラミドが生成されやすくなり、肌のカサつきや髪のパサつきが改善されて、若々しさを取り戻すうれしいサイクルが回りだします。

年齢を重ねてくると、男女関係なく、薄毛が気になりだすものですが、オメガ3には髪を育てる女性ホルモンのバランスを整える働きがあるうえに血行もよくなるので、抜け毛の予防にも効果が期待できるでしょう。

オメガ3のDHAは、思考力・集中力・記憶力を高める

脳の屈強な門番、血液脳関門の通行を許可されたＤＨＡは、脳の神経細胞と、神経細胞をつなぐシナプスの膜の材料となります。

脳を直接見ることはできませんが、脳の細胞膜がオメガ3とオメガ6のどちらかが優勢であるかは、普段の食生活から推察できます。

特に脳は油を多く含んでいる臓器なので、ここ数年、あまり魚を積極的には食べてこなかったという方は、脳内においてもオメガ6が優勢になっていると考えたほうがいいでしょう。

記憶力が悪くなった、人の名前がなかなか思い出せない、集中力が続かない。思い当たる節のある方は、脳内のオメガ3不足を疑い、いますぐオメガ3を摂る生活に切

り替えましょう。

というのも、**オメガ3のDHAは、記憶力や学習能力をつかさどる脳組織に多く集まるという習性がある**からです。脳でオメガ3が不足すると脳の認知機能が低下して、理解力や判断力の低下を招きます。

物事を深く考えることが苦手になるので集中も続きませんし、記憶力も低下するので「あれ、なんだっけ」ということが増えてきます。

オメガ3の摂取を続けていけば、これらの機能が回復する可能性は十分にあります。

ただし、短期間で新陳代謝が行われる皮膚とは違い、脳の細胞膜のリン脂質(脂肪酸)はゆっくり時間をかけて入れ替わります。焦らず、半年、1年と続けていくうちに、じわりじわりと効果を感じられるはずなので、気長にオメガ3生活を続けていきましょう。

脳の炎症を鎮めて、認知症を予防する！

脳の神経細胞が加齢や脳疾患によって死んでしまうと、脳全体が萎縮して、脳の働きが低下します。これが、認知症のなかでもっとも多い、アルツハイマー型認知症の原因といわれています。

長きにわたって脳の炎症が続いたことが神経細胞を衰えさせる、という専門家もいます。認知機能をつかさどる脳にはオメガ３のＤＨＡが多く集まることがわかっており、ＤＨＡを豊富に蓄えている人は、脳の萎縮が少ないというデータがあります。オメガ３には抗炎症作用があることも加味すれば、オメガ３不足が脳の炎症を長引かせ、脳にダメージを与え、認知症を発症する一因になっていると考えられます。

島根大学医学部橋本《はしもと》道男《みちお》准教授（当時）の研究チームの実験でも、ＤＨＡには認知機能を改善・向上させる効果が認められています。

まだ認知症と診断のついていない高齢者約100人を対象に、DHAを豊富に含んだソーセージを毎日食べるグループと、オリーブオイル入りのソーセージを毎日食べるグループに分け、2008年から2010年、2012年から2013年の2回にわたり、記憶力の変化を調べました。

その結果、**DHA入りソーセージを食べていたグループは、食べる以前より記憶力の向上が見られ、オリーブオイル入りソーセージのグループでは低下していました。**

さらに、DHA入りソーセージを食べていた人は、記憶力を測る「前頭葉機能検査」や、認知症の疑いがある人を対象に行う知能検査「MMSE（ミニメンタルステート検査)」でも、明らかに認知症予防に有意な結果が出たということです。

高齢者でもオメガ3を摂取すれば認知機能の改善・向上に期待が持てるというのはうれしい結果ですし、40代、50代のうちからオメガ3をより意識して摂ることで、認知症の発症リスクを減らすことにつながるといえそうです。

オメガ3を摂らない人ほど、うつ病になりやすい

うつ病および双極性障害（躁うつ病）の患者数は約128万人（厚生労働省・2017年）。およそ30年間で10倍以上に増えています。「なんだか毎日やる気が出ない」といったうつ病予備軍も含めれば、その数はさらに増えるでしょう。

オメガ3とうつ病との関係が深いことは、次のデータからも明らかです。

左の図は、各国の魚介類の消費量とうつ病の患者数を表した、20年以上前のデータです。ニュージーランド、フランス、アメリカなど肉文化の国にはうつ病患者が多く、日本や台湾など魚を多く食べている国ほど患者数が少ないことがわかります。

うつ病の発症の一因は、セロトニンなどの神経伝達物質が減少していることがあげられます。実際、抗うつ剤の多くは、神経細胞間隔（シナプス）でのセロトニンなどの神経伝達物質の濃度を高めるものが使われています。

オメガ3を摂ると、うつ状態になるリスク減！

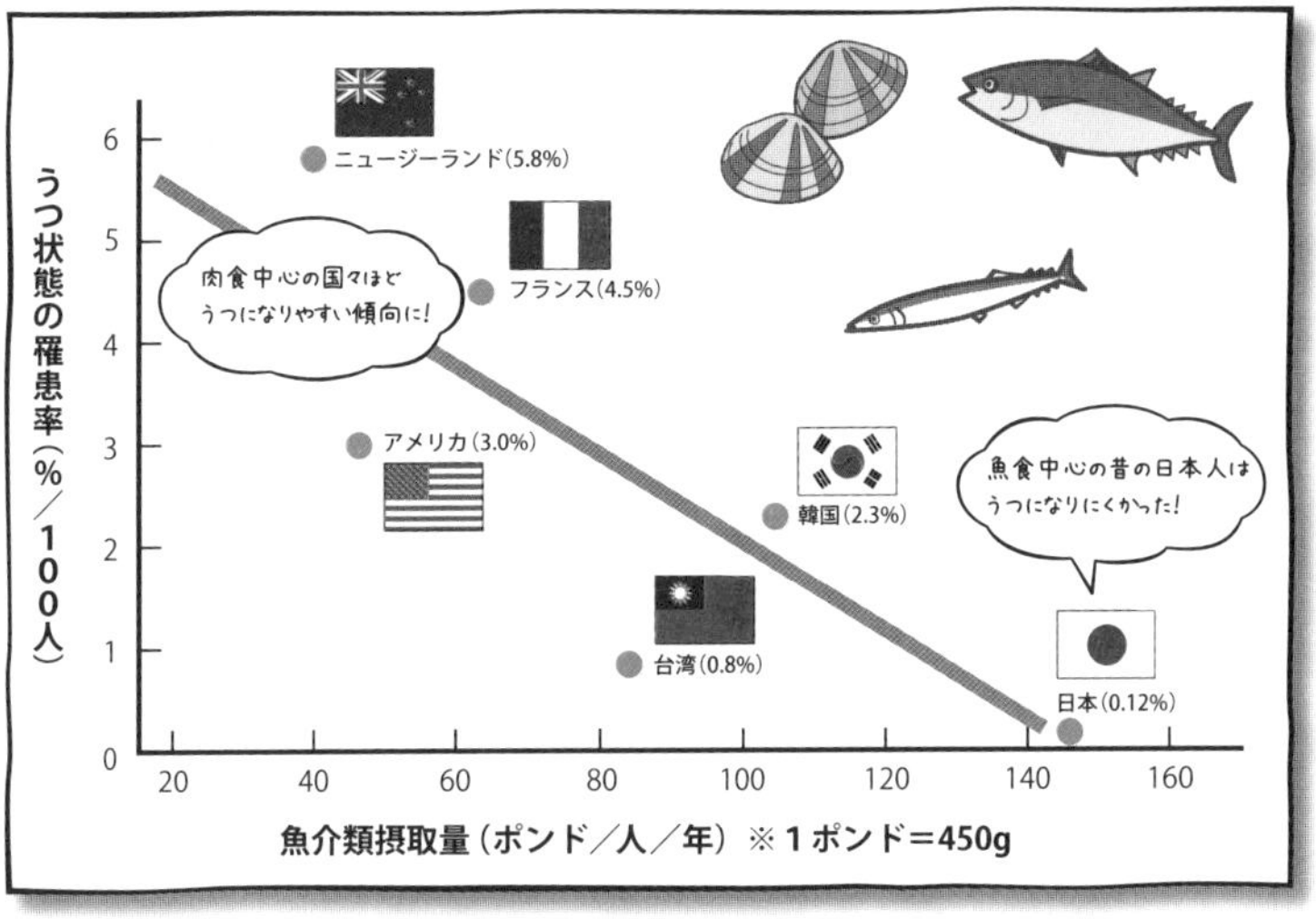

Hibbeln,The Lancet 1998;351;1213（データを改変）
（出典）麻布大学 守山僘教授監修「太陽笑顔 fufufu/ ロート製薬 2016 Autumn Vol.26」

オメガ3のDHAは、脳の神経伝達物質をやりとりするシナプスの細胞膜を柔軟にするので、神経細胞間隔のセロトニンをスムーズに受け取ることが期待できます。

また、意欲、やる気といった感情をつかさどる脳の「黒質《こくしつ》」、意思決定をつかさどる「大脳皮質」など、感情にかかわる部位にもDHAは欠かせません。

オメガ3を継続して摂取していけば、脳の油バランスがよくなり、「黒質」や「大脳皮質」の機能を高めることができるでしょう。

魚介類の消費量とうつ病の患者数との関連を見ても、オメガ3がうつ病の予防・改善に働くことは間違いないといえます。

睡眠の質の向上も、オメガ3で解決する⁉

ぐっすり眠りたいのに夜中に目覚めてしまう……。睡眠の質が悪いと、慢性的に疲労がたまり、さまざまな不調や病気の引き金になりかねません。

昨今の最新の医学研究により、オメガ3には睡眠の質を向上させる可能性があることが明らかになってきました。

ワシントン州立大学や滋賀医科大学の国際研究チームが、ぐっすり睡眠できる時間が短く、途中で起きてしまう人は、「ＦＡＢＰ７」と呼ばれる遺伝子に変異があることを突き止めました。

そしてこの遺伝子に変異がある人は、脳内でＤＨＡを取り込んだり、輸送したりする働きに支障がある可能性を示唆したのです。

また、2014年にオックスフォード大学の研究チームは、7~9歳の子ども395人に、毎日DHAを含むサプリメントを摂るグループと、DHAを含まないサプリメントを摂るグループの4カ月後の睡眠時間を比較実験しました。

睡眠時間を厳密に測定できる「活動量計」で調査したところ、**DHAを摂った子どもは1時間ほど睡眠時間が長くなり、中途覚醒が減ることがわかりました。**

これらの研究から、睡眠とDHAには関連性があり、オメガ3の摂取によって睡眠の質が上がることが期待されています。

DHAと睡眠の質の関係については、さらなる研究に期待するとして、睡眠薬とは異なり、食べ物であるオメガ3にはなんの副作用もありません。不眠や中途覚醒にお悩みの方は、試してみる価値があるでしょう。

打たれ弱さはDHA不足のサインかも

近年、キレやすい子どもや大人が増えているといわれている背景には、やはり、〝食のお手軽化〟があるように思えてなりません。

魚を食べる機会が減る一方で、コンビニの惣菜やサンドイッチ、お菓子などに含まれる〝隠れオメガ6〟はたっぷり摂取しているので、脳内のオメガ6と3のバランスが崩れ、その影響がキレやすさとなって現れているのではないかと思うのです。

1990年代後半の少し古い実験ですが、富山医科薬科大学の研究グループが、大学生の男女を対象に、一方のグループにはDHAを1日あたり1・5〜1・8グラム、もう一方には大豆油（97％）に少しの魚油（3％）を加えた油を3カ月摂取してもらい、キレやすさを比較しました。

実験終了時は、進級にかかわる期末試験など、精神的に強いストレスを受ける時期と重なっていました。研究開始時と終了時に行う心理テストにおいて、**ＤＨＡを摂取したグループではストレスに対する攻撃性が抑えられていましたが、大豆油メインのグループでは攻撃性が明らかに上昇しました。**

脳にオメガ３が不足していると、緊張状態に陥ったときに不安感や攻撃性が増すことが推察されますし、動物実験でも、オメガ３が不足している状態でストレスにさらされると、途端に極度のうつや不安状態に陥ることが確認されています。

キレやすさ、落ち着きのなさ、打たれ弱さ、ネガティブな感情はその子本来の性格ではなく、オメガ３の不足によって引き起こされている可能性があるとしたら……。これまで以上に食事の内容に気を配ってあげたいですね。

ホルモンバランスを整えて、PMS・更年期症状を改善！

多くの女性が悩まされているPMS（月経前症候群）ですが、あって当たり前、なんて思っていませんか？　身体を良い油バランスに変えていくと、毎月のように付き合ってきた生理前のイライラ、うつっぽさ、下腹部や腰の鈍痛、だるさ、頭痛から解放される可能性があります。

実際に、イランでオメガ3を1日2グラム、1カ月半~3カ月摂取してもらう研究が行われ、その結果、45日後には、うつ症状、不安感、集中力の低下、下腹部の膨満感の症状が緩和され、さらに90日後にはこれらの症状がより改善されるとともに、頭痛や乳房の張りについても改善がみられたという報告があります。

じつは、PMSの原因は、まだはっきりと解明されていませんが、ホルモンバランスと脳内物質が関係しているのではないか、という考え方が主流です。

オメガ3には、ホルモンバランスを整える作用があると考えられていて、継続的に摂取することで、頭痛を引き起こす原因となっているプロスタグランジンの過剰な分泌が抑えられ、**生理前や生理中の頭痛改善に効果がある**とされています。

また、50歳前後の女性が悩まされる更年期障害にも、オメガ3が効果的と考えられます。

トルコのエーゲ大学などの研究チームによると、婦人科外来に来た更年期でホルモン治療やサプリメント摂取をしていない140人の女性を対象に、α-リノレン酸(アマニ油)を3カ月間摂ってもらったところ、アマニ油を摂取していない人では更年期症状のスコアが約7%上昇したのに対し、摂取していた女性は約9%減少しました。これも、オメガ3のホルモンバランスを整える作用の効果だと考えられます。

最近では、20~30代の若い女性に更年期症状が現れる「若年性更年期障害」が急増しており、放っておくと月経が止まったり、不妊症になりやすいといわれています。年代を問わず、すべての女性にとってオメガ3は大事な栄養素です。

妊活にもオメガ3！

働く女性が増え、女性活躍の場がどんどん広がっていますが、ストレスを抱きやすい環境や晩婚化、晩産化を背景に不妊カップルが増加しており、現代は健康な自然妊娠、出産が当たり前ではない時代になっています。

詳しくは拙著『最強の妊活！』（小学館）に記しましたが、私自身、かつて働きながら不妊治療を経験し、妊娠には至りませんでした。

オメガ3が妊娠・出産率を上げることをもっと早くに知っていれば……。それが、私がオメガ3をもっと強く世に広めなければと思った一つのきっかけでした。

繰り返しお伝えしていますが、オメガ3は細胞膜の材料です。卵子を包む卵膜にももちろんオメガ3が使われていて、細胞を柔軟に保ちます。柔軟性のある卵膜は受精しやすくなることが、オメガ3が妊活に必要であるという根拠の一つです。

２０１７年、アメリカのハーバード大学は関連病院のマサチューセッツ総合病院で、不妊治療中で妊娠前の女性１００人を無作為に選んで血中のオメガ３含有量を測り、オメガ３と妊娠・出産率の関連性について研究を行いました。

その結果、血中のすべての脂肪酸を１００としたとき、血液中のオメガ３が１％増加するごとに、妊娠・出産率がともに８％も増加したのです！

もう一つ、体外受精を行っている女性１６８人の食事記録からオメガ３の摂取量を算出したところ、受精卵の着床率や出産率にも大きく関与していることがわかっています。

オメガ3は受精、着床、胎児の成長、出産に至るまで、すべての段階において重要な役割を果たすばかりか、産後の母体や子どもの成長にも大きくかかわっています。いわば、人間の土台づくりに欠かせない、生命の根幹を支えるものなのです。

赤ちゃん、お母さんもオメガ3でいいことといっぱい！

日本で唯一、オメガ3の食事指導を聞くことができる母親学級があります。神奈川県にある相模野病院では、守口徹教授の研究グループ（講義は原馬明子特任准教授が担当）が妊婦さんたちにオメガ3摂取の重要性を教えています。私も2017年から毎月足を運び、妊婦さんとの交流からオメガ3摂取の現状を学ばせていただいています。

オメガ3は妊娠中の女性、出産後の女性、そして胎児にとっても、大変重要な役割を果たします。

産後の女性の身体は、目まぐるしい変化に見舞われます。およそ280日間ともに過ごした赤ちゃんが身体の外に出て、大きくなった子宮が一気に収縮し、母乳をつくるためにこれまで分泌されていた女性ホルモンが急激に減少します。

出産後のホルモンバランスの乱れが自律神経を狂わせ、情緒を不安定にさせます。夜中の授乳、泣きやまない赤ちゃんのお世話、睡眠不足、さまざまなことが影響して、出産した女性の100人のうち、10~15人の割合で産後うつを発症します。

うつ病のページでもお伝えしましたが、オメガ3は脳の意欲ややる気をつかさどる「黒質」、意思決定をつかさどる「大脳皮質」など、心に関連する脳の重要な部位に不可欠です。

授乳中は、母体のオメガ3が母乳を通じて胎児の栄養分として優先的に供給されるため、母体は一時的なオメガ3不足に陥ります。それが、産後うつに拍車をかけると考えられます。

富山大学が行っているエコチル調査(環境省が進める子どもの健康と環境に関する全国調査)によると、**血中のＥＰＡ濃度が高い妊婦ほど抑うつ状態になりにくい可能性がある**ことを報告しています。これは、妊娠前期で抑うつ症状のある283人と、抑うつ症状のない283人の血中のオメガ3を測定して得られた結果です。

この分野は研究の真っ最中であり、産後うつと血中のオメガ3の関係についても、今後の調査が期待されています。

赤ちゃんの脳のシナプスは、生後1年までにものすごい勢いで増加します。この期間にオメガ3をしっかり摂取できると、認知力、記憶力、知覚力が高まります。一説には、**妊娠・授乳期間を通してDHAの摂取が十分にできていると、子どものIQが高まる**ともいわれているほど。母乳にはDHAがたっぷり含まれています。お母さんと赤ちゃんにとって、DHAはとても重要です。

ただし、1歳未満の赤ちゃんはα-リノレン酸を代謝する酵素が未熟なので、えごま油やアマニ油よりも、DHA入りのミルクを使用するのがいいでしょう。

いつの日か、全国の母親学級で、「葉酸」と同じくらいオメガ3の重要性が講義される日がくることを切に願っています。

第3章

いのちを長持ちさせるオメガ3の摂り方

毎日の生活にオメガ3を
上手に取り入れる方法をお伝えします。
本書オリジナルの健康レシピも多数掲載！

えごま油、または、アマニ油を1日スプーン1杯摂ろう

えごま油・アマニ油の1日の摂取量は、スプーン1杯でOK。サプリメント感覚で摂れるこの手軽さが、最強の健康習慣を長く続けていける秘訣です。スプーン1杯というのは、約4グラム、小さじ1杯くらいの量です。厚生労働省がオメガ3の1日の摂取目安量としている約2グラムをえごま油・アマニ油に換算すると、ちょうどスプーン1杯くらいになります。

1日2グラムのオメガ3を魚で摂ろうと思うと、さばなら半身を食べる必要がありますが、えごま油やアマニ油には、オメガ3が高密度で含まれているのでスプーン1杯で十分。誰もが無理なく摂取できる量であるところも、えごま油・アマニ油をおすすめする理由の一つです。

スプーン1杯の摂り方は、自由です。えごま油・アマニ油は、料理の味を邪魔することがなく、見た目を損なうこともありません。

毎朝飲む温かいみそ汁、緑茶、コーヒー、夜の晩酌でいただくお酒でも、飲み物なら何に入れても大丈夫です。**たんぱく質と一緒に摂ると吸収されやすいという特性を生かすために、納豆、卵かけごはん、ヨーグルトなどにかけて食べるのも人気の食べ方です。**

摂り忘れを防いで毎日の習慣にするためには、お気に入りの組み合わせを見つけて毎日摂るようにしたり、朝、昼、夜、自分が摂りやすい時間帯を決めて忘れずに摂取するなどの工夫ができるといいですね。

体内に取り込まれたオメガ3は少しずつ消費されるので、魚を食べた日もえごま油やアマニ油を合わせて摂るようにして、オメガ3を不足させないようにすることがポイントです。

まずは、オメガ6とオメガ3の摂取比率4対1を目指す

「日本人の食事摂取基準」（厚生労働省２０２０年版）では、30～40代女性の１日に必要な脂質の摂取中央値は約65グラムで、おおよそ大さじ4杯になります。現在は、ほとんどの人がこの基準内におさまってはいるのですが、問題はその中身。

身体と脳の健康のためにオメガ３の摂取量を増やしていこうというのが本書の趣旨ですが、これまで摂取していた油の量にオメガ３を上乗せすると、油の摂りすぎも懸念されます。

それに、何より大切なオメガ6とオメガ３の摂取比率のことも忘れてはいけません。週に2～3回魚を食べている人でも、オメガ6と3の比率は5～6対1とオメガ6が圧倒的に多く、週に1回くらいしか魚介類を摂らない人では、８対１とか10対１になっているともいわれています。

オメガ6とオメガ3はシーソーのような関係で、オメガ6が過剰に多いと、互いのいい作用を打ち消し合ってしまいます。

そこで、**目指したいのは摂取比率2対1**なのですが、これはほぼ毎日魚を食べなければ達成できない数字です。いきなりそんな高みを目指すのは道が険しすぎるので、**まずは4対1を目標にして、オメガ3の摂取量を増やし、オメガ6の摂取量を減らしていきましょう。**

その際、隠れオメガ6にご注意を。オメガ6は、パン、お菓子、インスタント食品、コンビニの惣菜などに、食感や味をよくするために使われています。このような目には見えない隠れオメガ6を減らしていくと、体内でより効果的にオメガ3が働いてくれることでしょう。

また、サラダ油、ごま油、コーン油など調理によく使うオメガ6を、オメガ9の米油やオリーブオイルに置き換えると、オメガ6の摂取量を減らすことができるので、お試しください。

えごま油、アマニ油の使い方

ポイント1　開封後の保存は冷蔵庫で

熱や光に弱い性質があるので、それらを避け、開封後は酸化を防ぐために冷蔵庫に保存します。酸化した油は「過酸化脂質」に変化して、細胞が炎症を起こす原因になったり、老化を早める原因になります。

ポイント2　開封後は1カ月程度で使い切る

開封後の油は空気に触れて徐々に酸化が進みます。酸化すると本来の働きが期待できなくなるので、開封後は1カ月を目安に使い切るようにしましょう。

魚を食べる機会が多く、えごま油やアマニ油は補助的に使うので小瓶でも1カ月では使い切れないという方や、食事は外食中心で冷蔵保存が難しく持ち歩きたい方には、常温で長期保存のできる小分けタイプのものを使うという選択肢もあります。

ポイント3　長時間の加熱はNG

5分程度のフライパン調理（およそ180度）であれば栄養素はほとんど失われませんが、それ以上の加熱はダメージを受けますし、独特の匂いも立つので調理には不向きです。

みそ汁やスープ、コーヒーなどの温かい飲料程度の温度では性質に影響を受けず、匂いも気になりません。

ポイント4　納豆にかけるときは器に移してから

えごま油やアマニ油の使い方でもっとも好まれるのが納豆にかける食べ方。納豆特有の匂いが軽減され、納豆が苦手な人にも好評です。ただし、オメガ3は発泡スチロールを溶かす可能性があると農林水産省が発表しているので、納豆の容器で直接食べることはせず、必ず器に移してから食べるようにしてください。

保存版！　管理栄養士・浅野まみこ考案レシピ

おいしい！　カンタン！　健康にいい！

オメガ3を最大限に活用する健康レシピ集

それではいよいよ、次ページから
オメガ3の油を使ったレシピを紹介していきます！
管理栄養士の浅野まみこ先生に、
「かけるだけ」のカンタンなものから、ひと手間加えた
本格レシピまで考案してもらいました。
オメガ3のほかにも、
あなたの健康長寿を後押しする食材を
ふんだんに使用しています。
ぜひ、毎日の食卓をオメガ3で彩ってみてください！

＼CHECK!／

・材料には「オメガ3油」と表記しています。えごま油やアマニ油ほか、P 19で紹介したオメガ3系の油のどれを使っても大丈夫です。
・計量単位は、大さじ1＝15ml、小さじ＝5mlです。
・作ったドレッシングやタレは、劣化を防ぐため、できるだけ一回で使い切るようにしましょう。保存する場合は冷蔵庫で2日程度。早めに使い切ってください。

料理が苦手でも！ズボラでも！だれでもカンタン！

➡オメガ3を「かけるだけ」レシピ（P118-125）

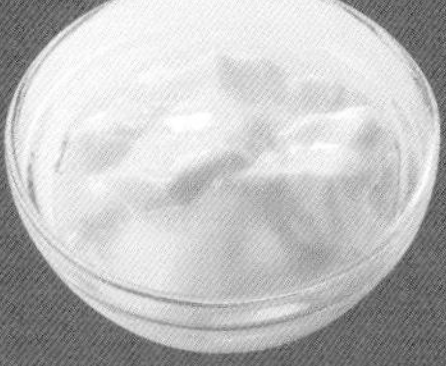

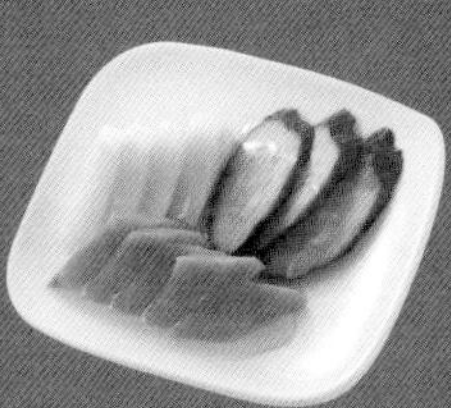

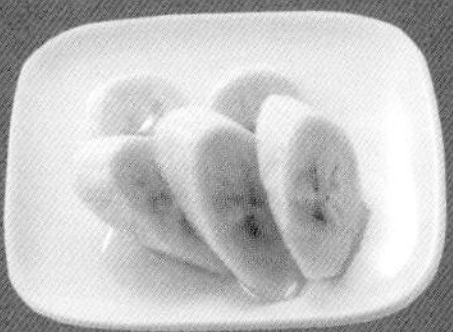

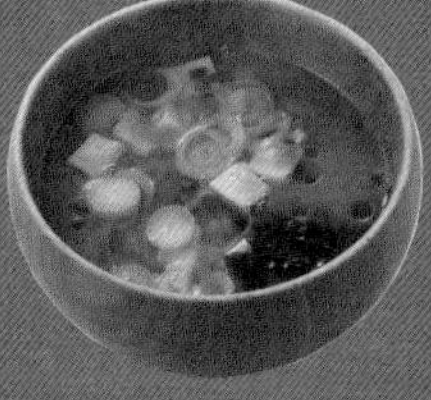

ドレッシング＆タレを作ってレシピの幅を広げよう！

➡オメガ3を取り入れたドレッシング＆タレの活用レシピ

- 「スパイシータルタルマヨネーズ」（P128-131）
- 「ねぎ中華ダレ」（P132-135）
- 「和風ドレッシング」（P136-139）
- 「トマトレモンドレッシング」（P140-143）
- 「甘みそダレ」（P144-147）
- 「スタミナ焼き肉のタレ」（P148-151）
- 「くるみドレッシング」（P152-155）
- 「ゆずこしょうおろしソース」（P156-159）

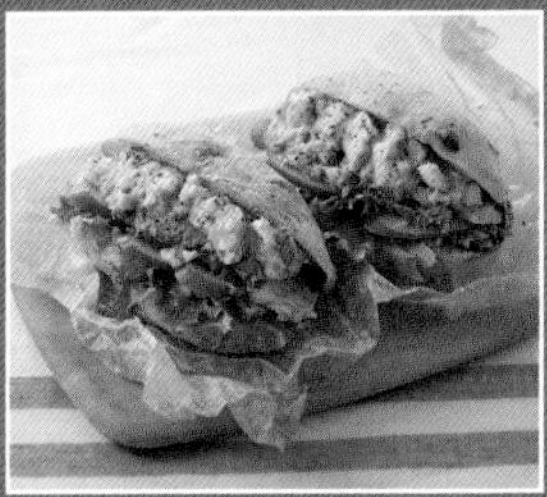

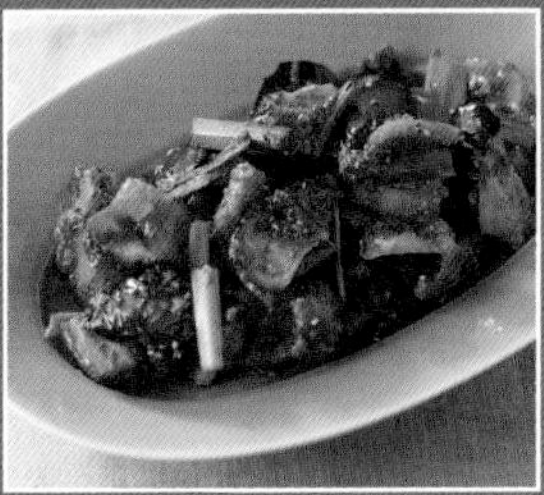

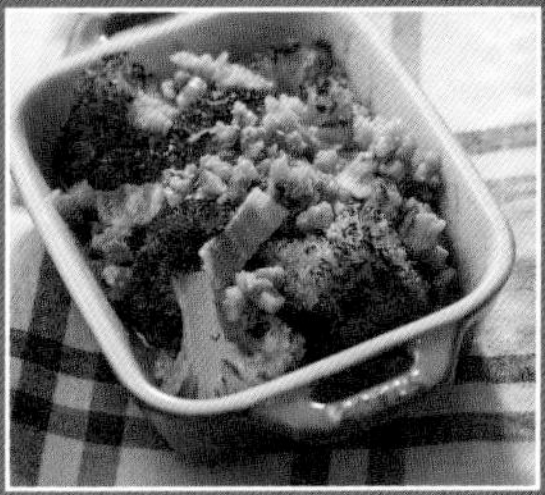

オメガ3を「かけるだけ」レシピ

健康効果がアップする!

いつもの食事にオメガ3をひとさじかけるだけで、
健康効果がグンとアップします。ぜひ、お試しあれ!

レシピ制作・料理制作　浅野まみこ（管理栄養士）

発酵食品

古くから保存食として親しまれてきた発酵食品には、栄養素がたっぷり！
オメガ3をかけることで、栄養価はさらにアップし、おいしくなります。

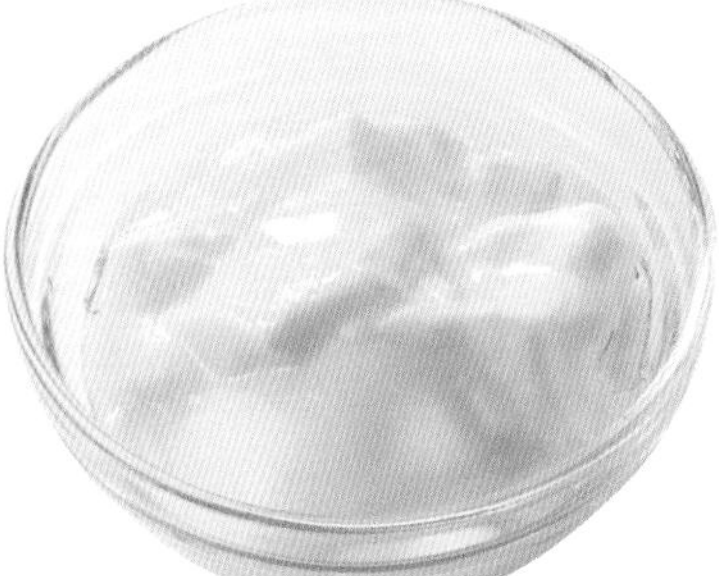

腸活&脳活にぴったり!

ヨーグルト

ヨーグルトに含まれる乳糖には腸内の善玉菌を増やす作用あり。オメガ3をかけることで栄養効果が上がり、酸味もやわらぎ食べやすくなります。

効率のいい栄養補給に

チーズ

良質のたんぱく源であるチーズにはアミノ酸がバランスよく含まれており、肝臓の機能改善にも効果あり。オメガ3をかけることで、効率よく栄養補給できます。

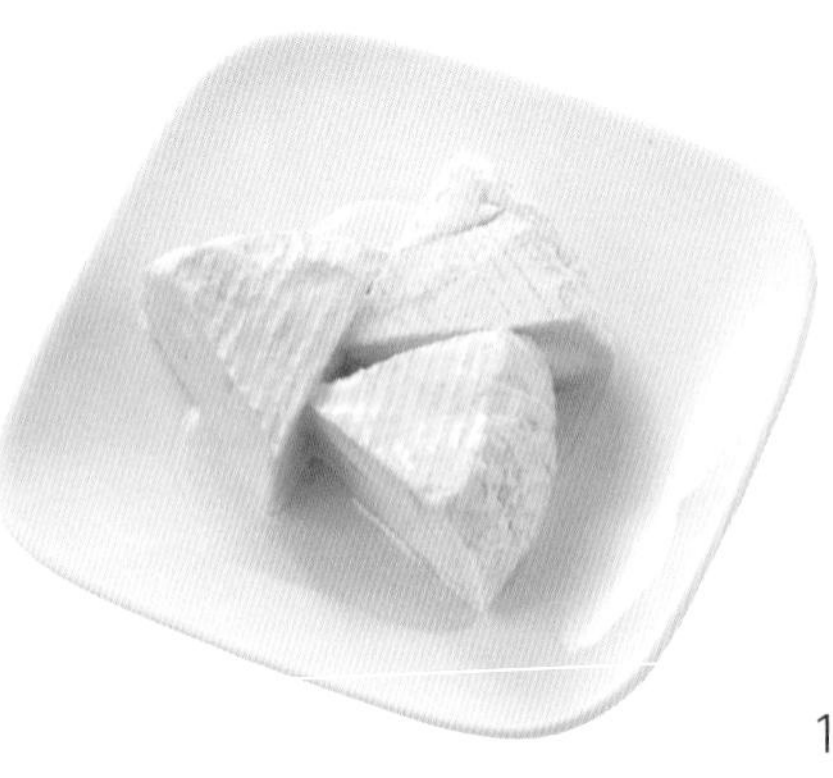

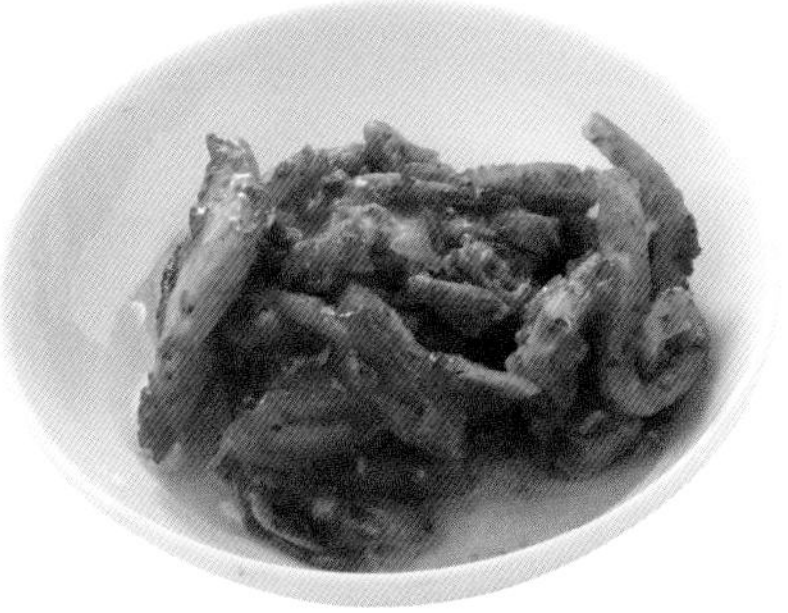

免疫力がアップする!

キムチ

キムチに含まれる植物性乳酸菌は生きたまま腸に届きやすいため、腸の調子を整え、免疫力アップにつながります。オメガ3をかけることで辛味もマイルドに。

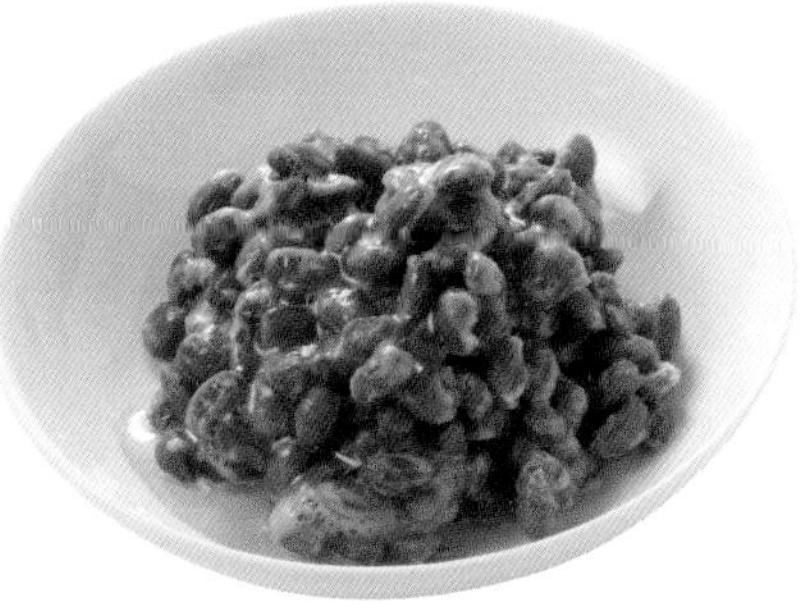

血液サラサラ効果!

納豆

納豆に含まれるナットウキナーゼという酵素には、血栓を溶かす働きあり。オメガ3と合わせることで、さらに血液サラサラ効果が高まります。

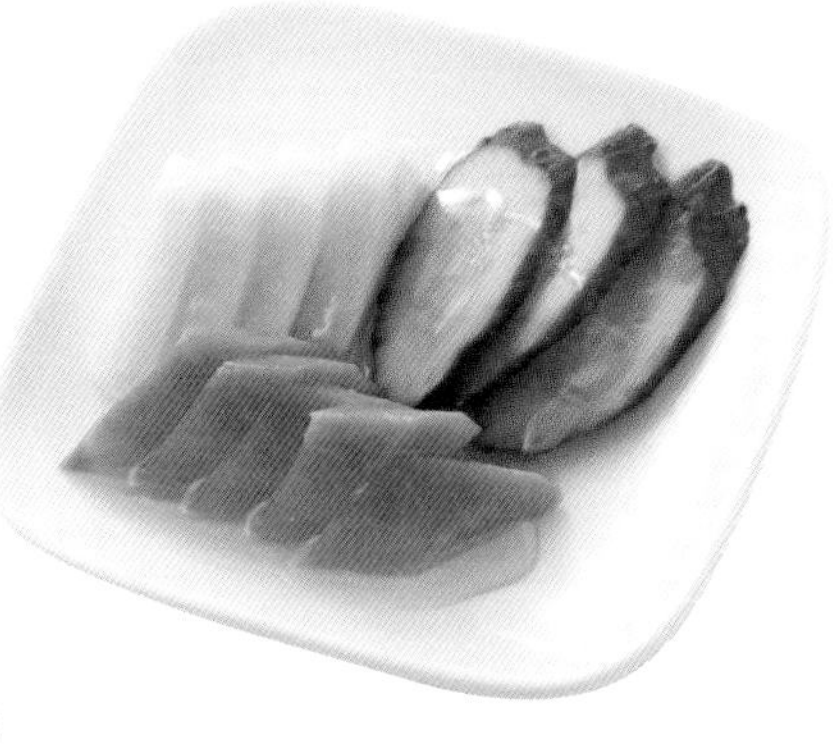

栄養素もコクも増します

ぬか漬け

野菜をぬか漬けにするとアップする栄養素であるビタミンB_1は、糖質の代謝を助けてエネルギーに変える働きあり。オメガ3をかけることでコクも増します。

主菜・副菜など

オメガ3は、いつものおかずやごはんのお供にかけてもおいしくいただけます。
栄養効果だけでなく、辛味や酸味をマイルドにする作用も。

良質の油をダブルで摂取！

まぐろの刺身

良質のたんぱく質が豊富で低カロリーのまぐろ。いつものお刺身にオメガ3をかけることで、良質の油をダブルで摂取でき、脳の機能が活性化されます。

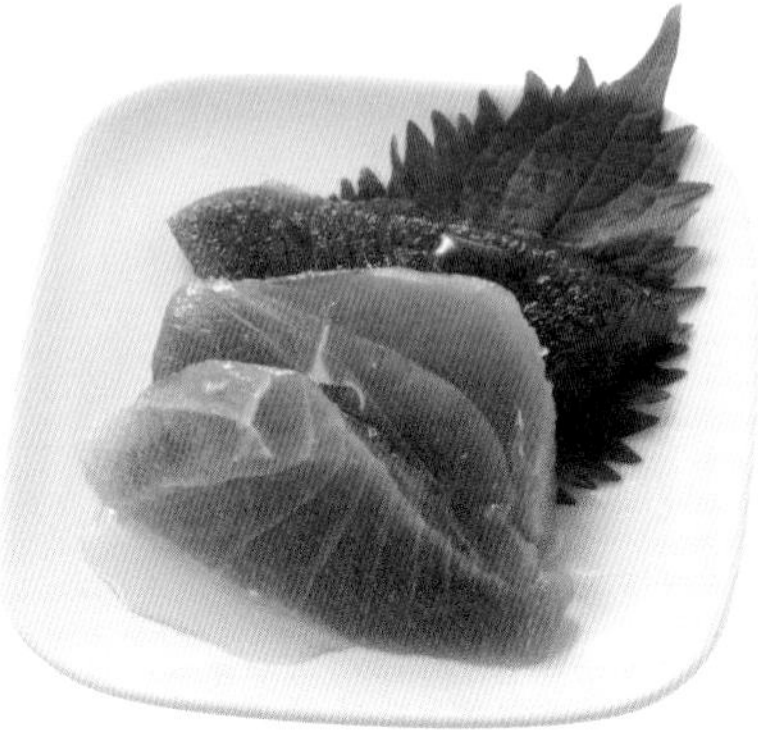

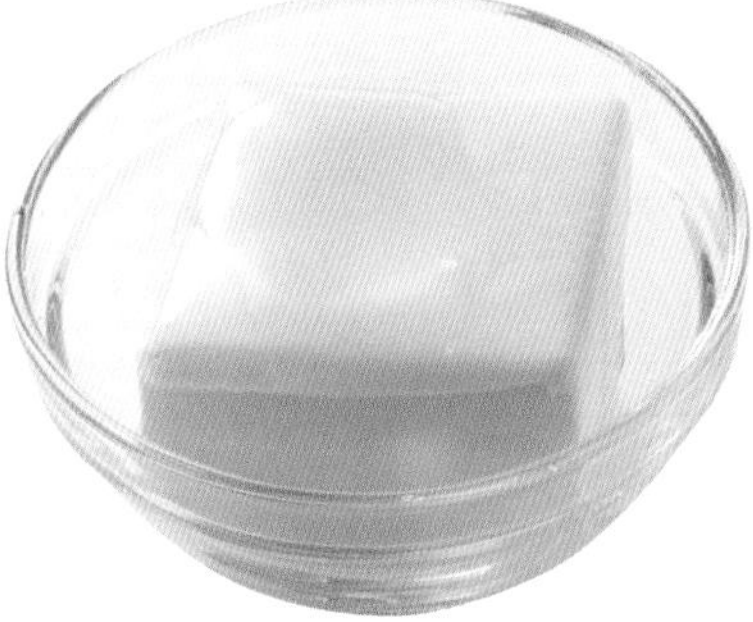

機能性食品にコクを足して

豆腐

「機能性食品」として健康食には欠かせないお豆腐。味が淡泊なため、オメガ3をかけることでコクがアップしてよりおいしくなります。

髪の健康にも効果あり

めかぶ

めかぶに含まれる栄養成分「フコイダン」には、毛母細胞を活性化させる効果あり。オメガ3をかけることで、健康で美しい髪を保つ作用が高まります。

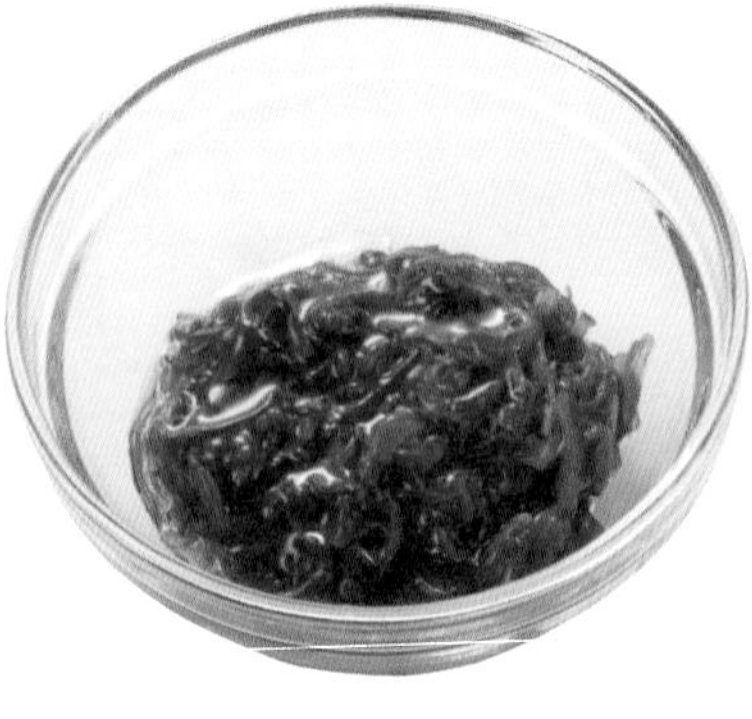

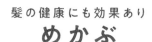

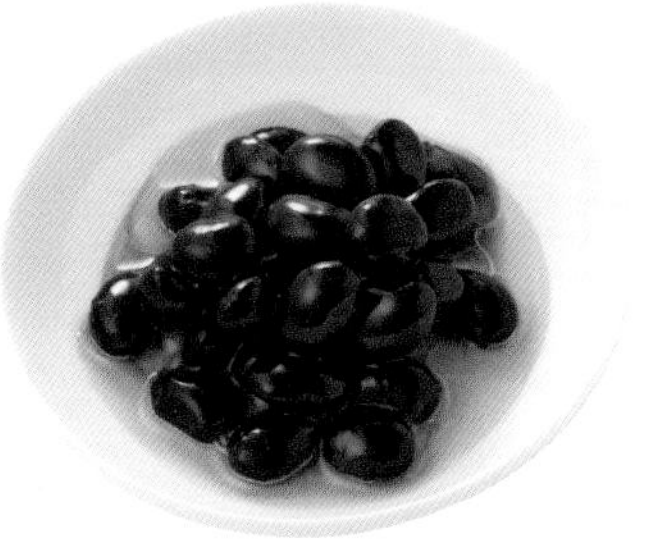

抗酸化力も抜群にアップ

煮豆

黒豆に含まれるアントシアニンは抗酸化力が抜群。オメガ3と合わせることで、疲れ目やドライアイの改善など、日の環境を整える効果も。

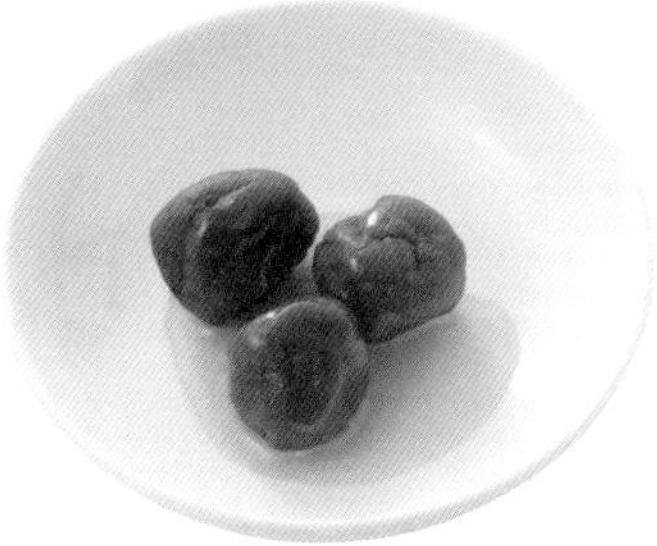

朝のひと粒で健康効果倍増

梅干し

梅には、疲労回復に有効なクエン酸をはじめとする有機酸が豊富に含まれています。オメガ3をかけることで酸味、塩味もやわらぎます。

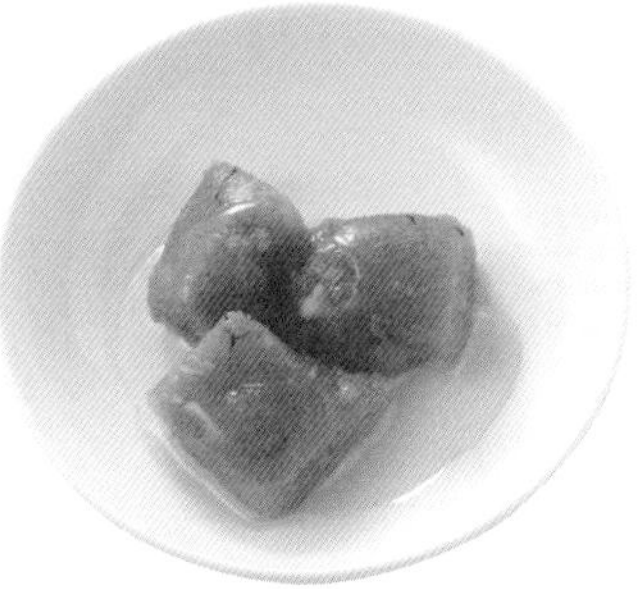

オメガ3で塩分控えめに

たらこ

たらこはビタミンやミネラルが豊富な食材。塩分は比較的多いですが、オメガ3をかけることで味にコクが増し、量を控えることができます。

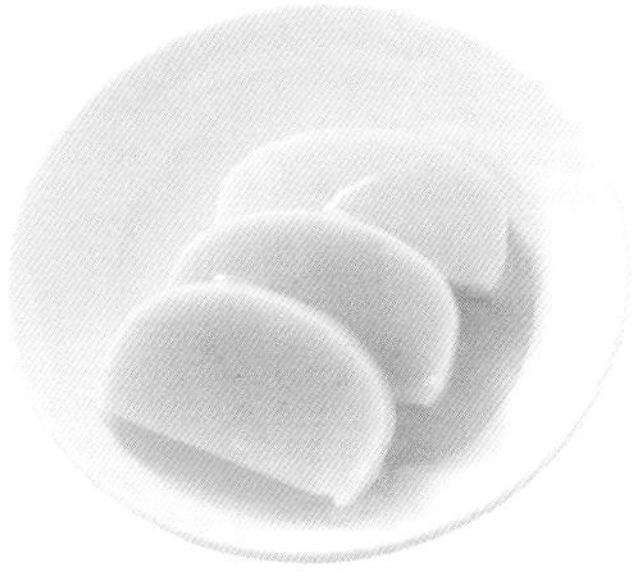

高たんぱくで味に深みも

かまぼこ

かまぼこは低脂肪・高たんぱく。お値段も手ごろで、日々の食卓にもありがたい食材。オメガ3をかけると味に深みも出てよりおいしく。

フルーツ・デザート

朝食のフルーツやおやつなどにも、オメガ3効果はプラスできます。
栄養効果が上がることで罪悪感も軽減され、楽しいおやつタイムに。

忙しい朝の強い味方

バナナ

日本人がもっとも食べている果物であるバナナには、ビタミンやミネラル、食物繊維がバランスよく含まれています。オメガ3を足すことで、最強の朝食に。

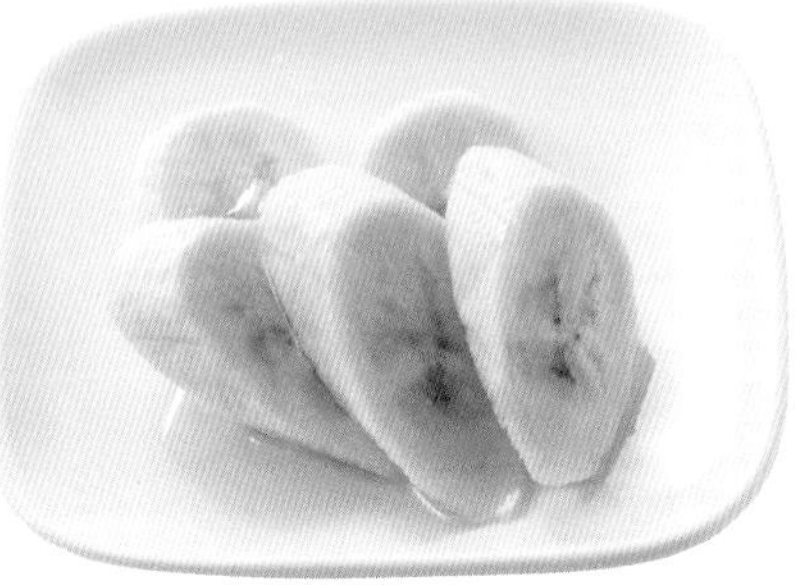

降圧効果にも期待

オレンジ

オレンジに含まれるカリウムの持つ降圧効果も期待でき、オメガ3と合わせることで、生活習慣病の予防にも。

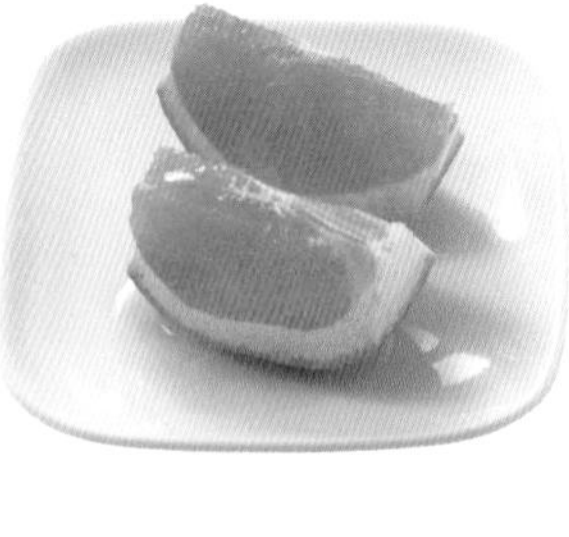

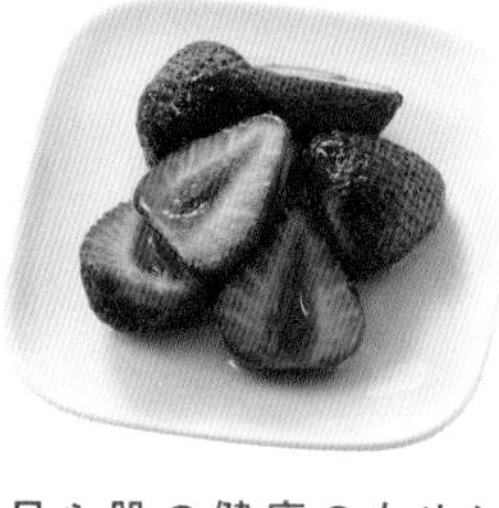

目や肌の健康のために

いちご

いちごのアントシアニンには眼精疲労回復効果があり、オメガ3を足すことで目や肌の健康維持にも。

血管の健康維持に

りんご

りんごには血管にいい働きをする栄養素が含まれており、オメガ3を足すことで血管の健康維持につながります。

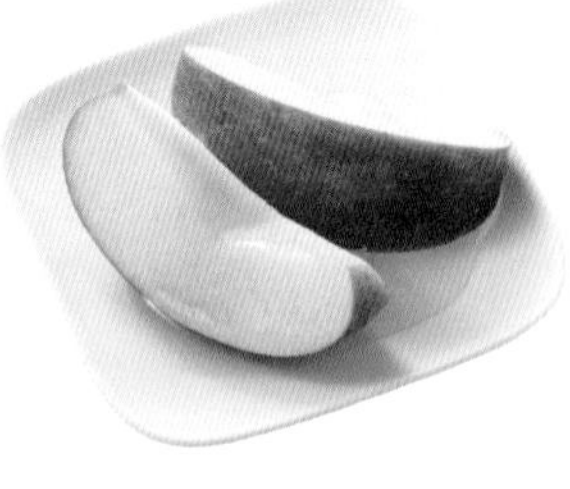

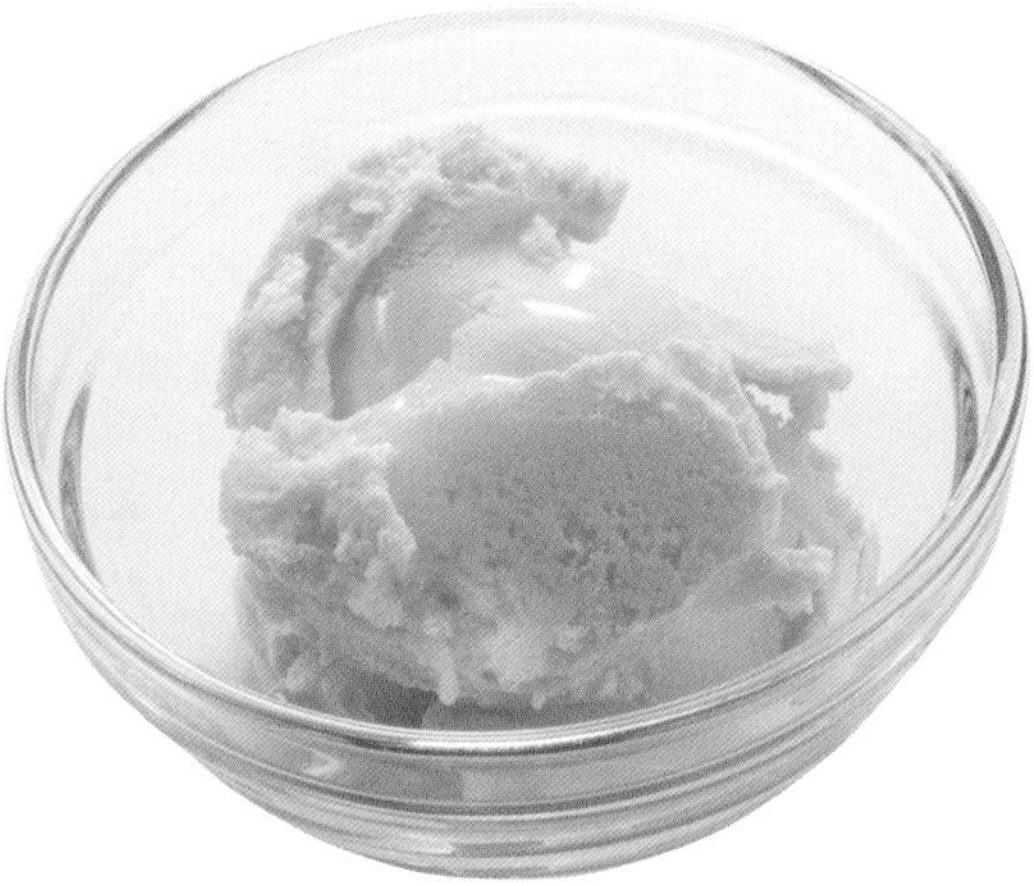

栄養補給にぴったり

アイスクリーム

健康とダイエットの大敵と見られがちですが、じつは栄養も豊富なアイスクリームは、子どもの成長にも役立ちます。オメガ3をかけることでさらに栄養効果が上がり、罪悪感も減ってよりおいしくいただけます。

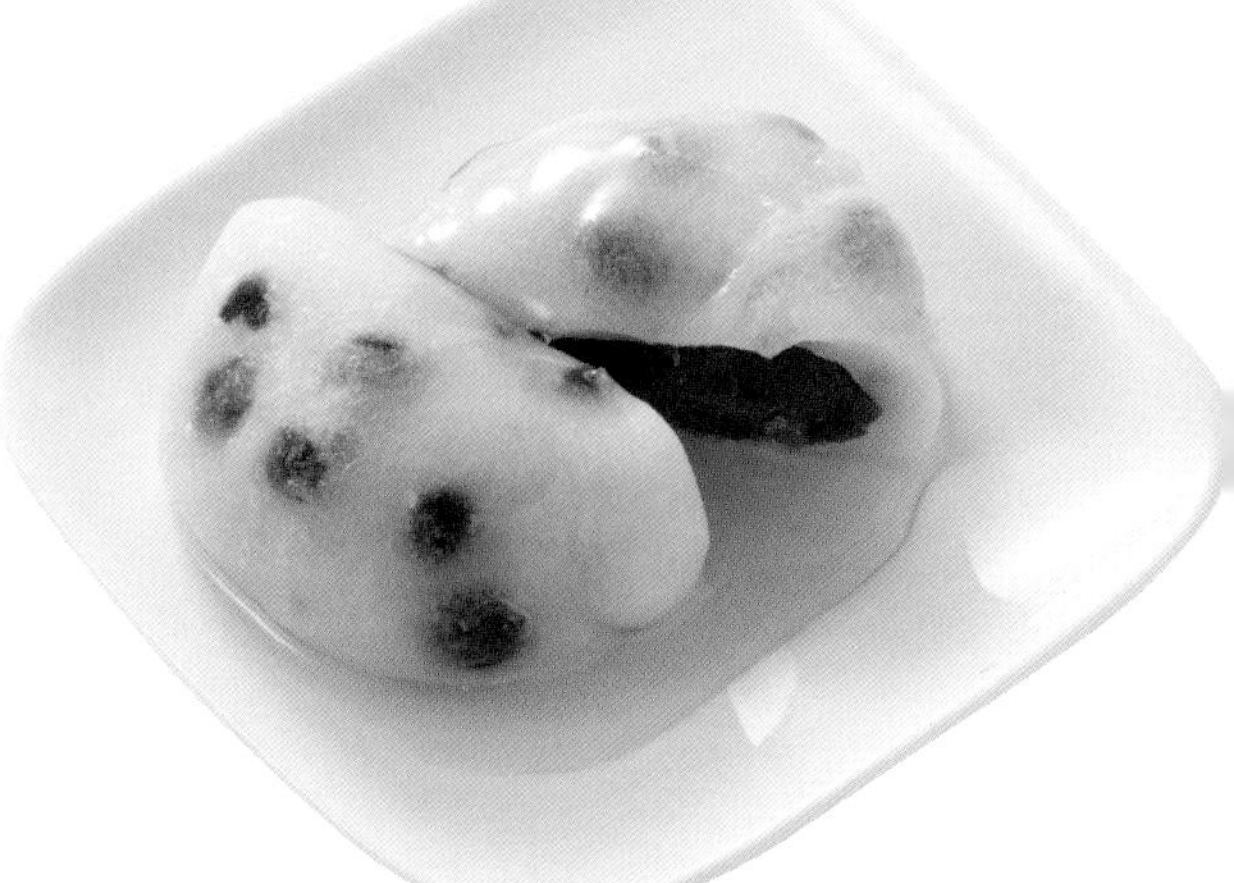

あんことオメガ3が合う！

大福

おやつのなかでは比較的ヘルシーな大福は、腹持ちもよく、ダイエットの心強い味方に。あんこの原料である小豆には食物繊維や鉄分も豊富に含まれており、オメガ3をかけることで食べごたえもアップ。

汁物・飲み物

コーヒー＋良質の油は、いまや脳活の必需品。
日々の飲み物にも取り入れて、健康効果の習慣をつけていきましょう。

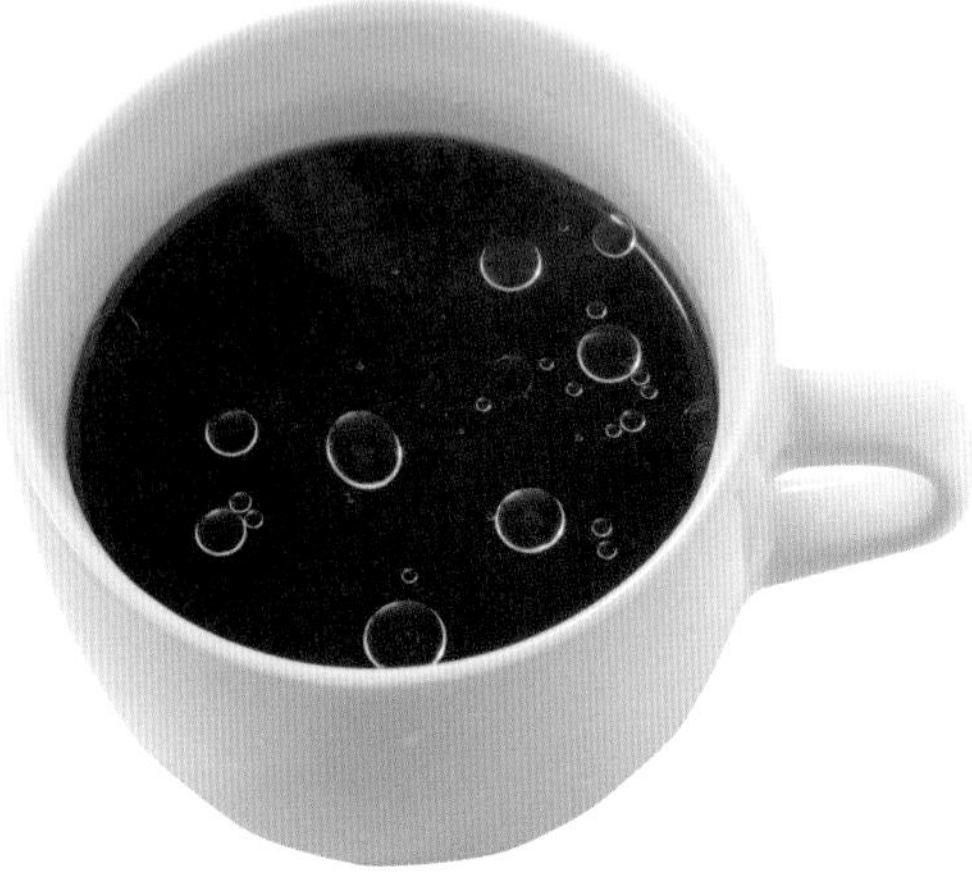

カフェイン効果で
認知症予防にも

コーヒー

コーヒーの薬効成分であるカフェインには、脳を活性化させ、集中力や思考能力を高める効果があります。オメガ3をスプーン1杯加えることで、脳活になり、認知症予防にもつながります。

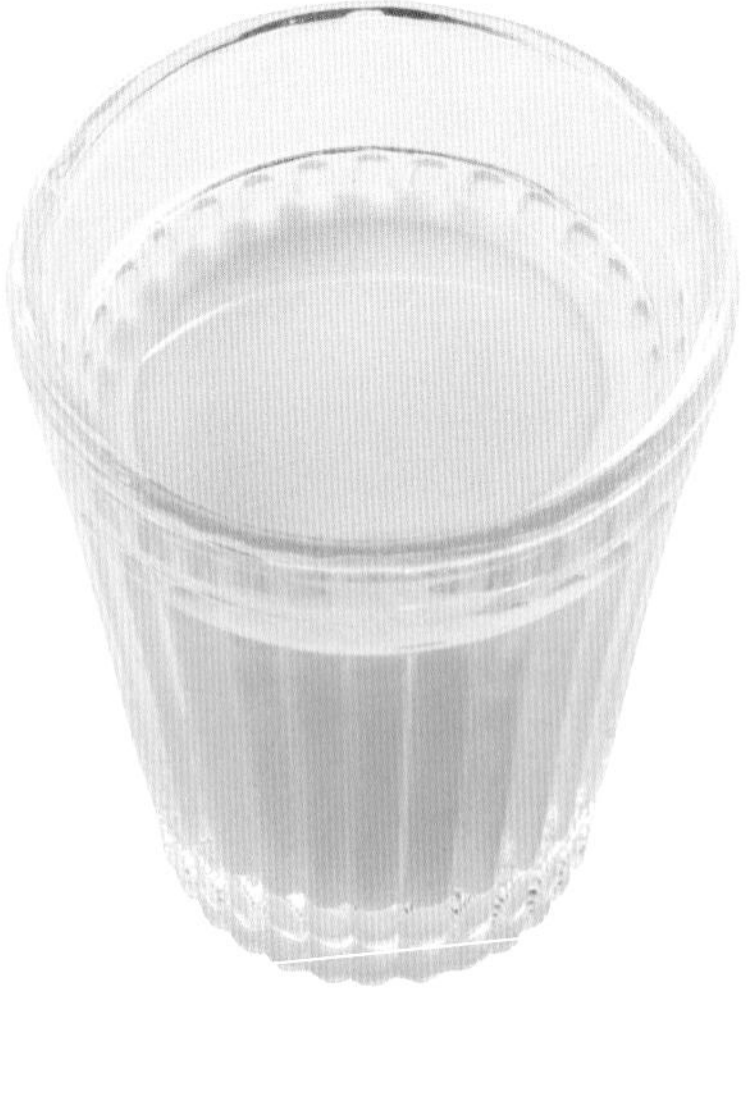

骨粗しょう症や
生活習慣病の予防に

牛乳

たんぱく質、脂質、炭水化物に加え、カルシウムやビタミンB群も豊富に含む牛乳は、子どもだけでなく、大人も毎日とりたい食材の一つ。オメガ3を加えることで、効率よく栄養を補給できます。

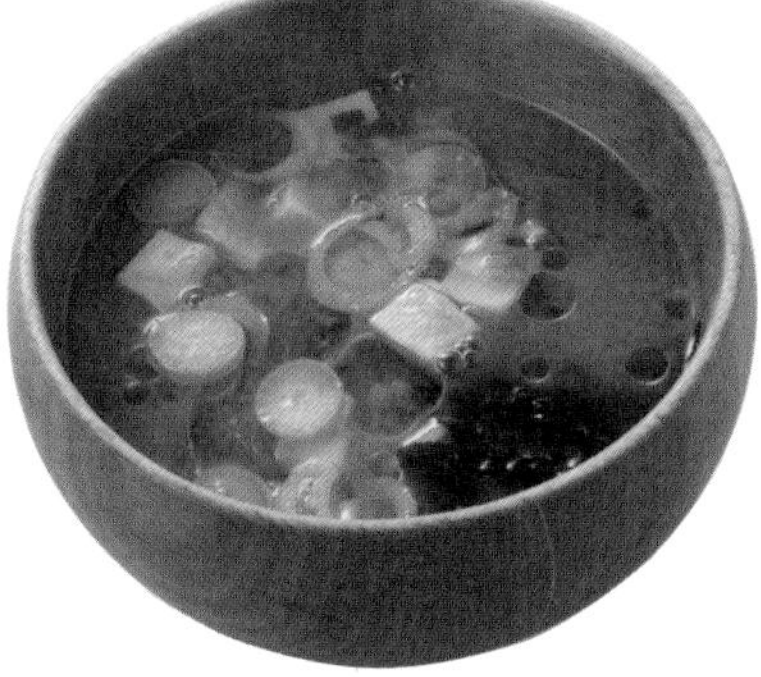

腸活で免疫力もアップする

みそ汁

腸内環境を整え、免疫力をアップさせるみそに、スプーン1杯のオメガ3を加えることで、さらなる健康効果が生まれます。ぜひ毎日の習慣にしてみましょう。

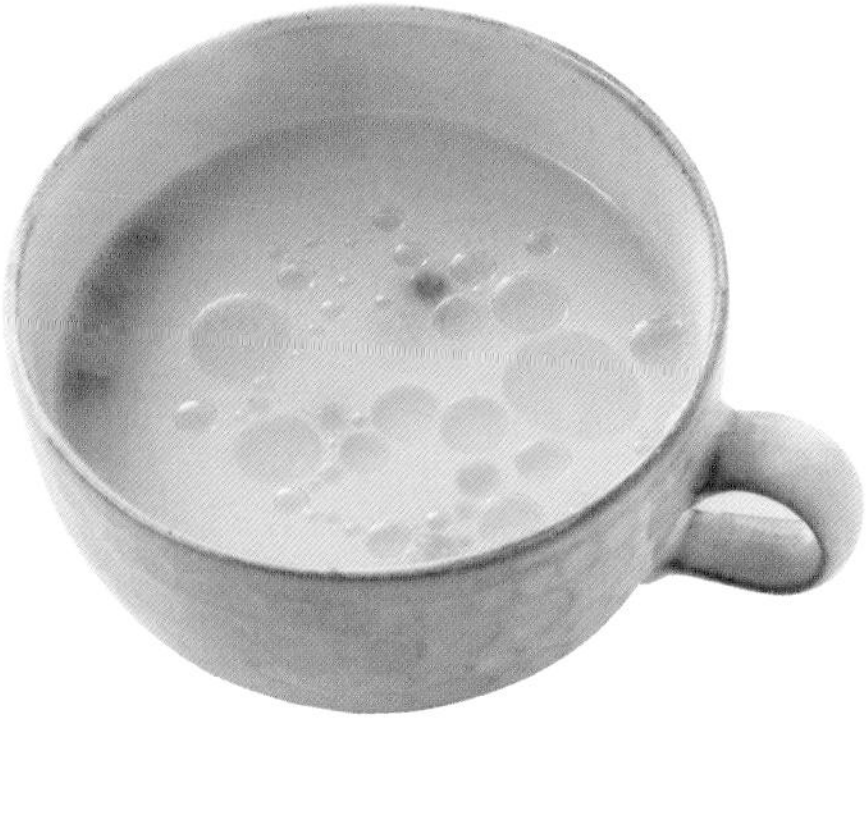

手軽に栄養価を上げられます

コーンスープ

朝食に取り入れやすいインスタントのコーンスープも、スプーン1杯のオメガ3を加えることで健康効果抜群の飲み物に。寒い日の冷え改善にもぴったりです。

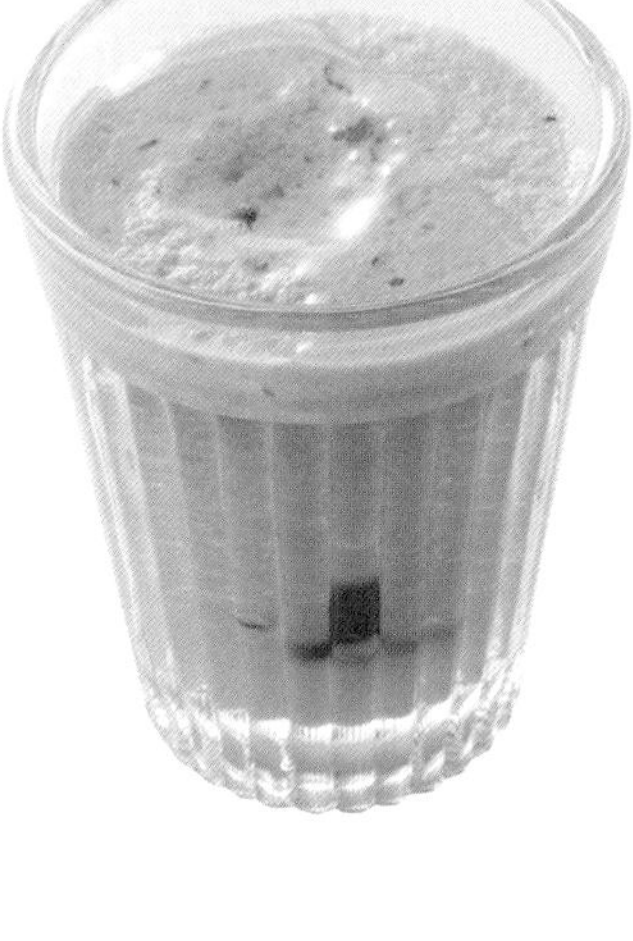

低温なので効能が落ちない

スムージー

野菜や果物の持つ栄養素をたっぷり摂取できるスムージー。スプーン1杯のオメガ3を加えることで、アンチエイジングパワーがさらに増します。

たドレッシング&タレ

ねぎ中華ダレ

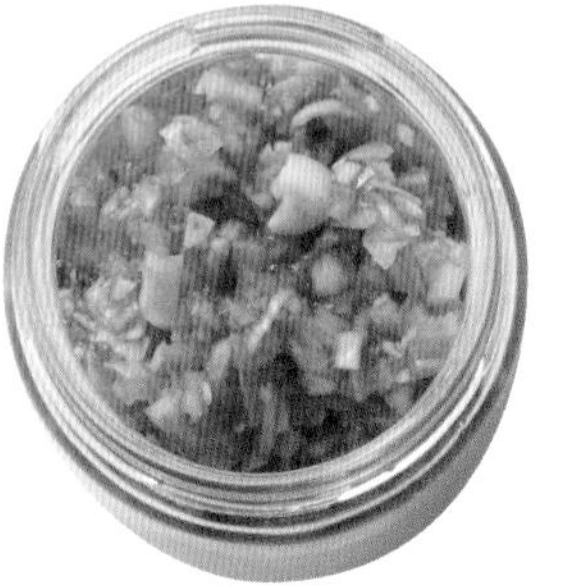

香味野菜+オメガ3で肉や魚の臭み消しにも

香味野菜に辛味を加えた、主菜にも副菜にも合う中華風絶品ダレ。蒸し鶏やサラダ、魚介類などとの相性も抜群です。

スパイシータルタルマヨネーズ

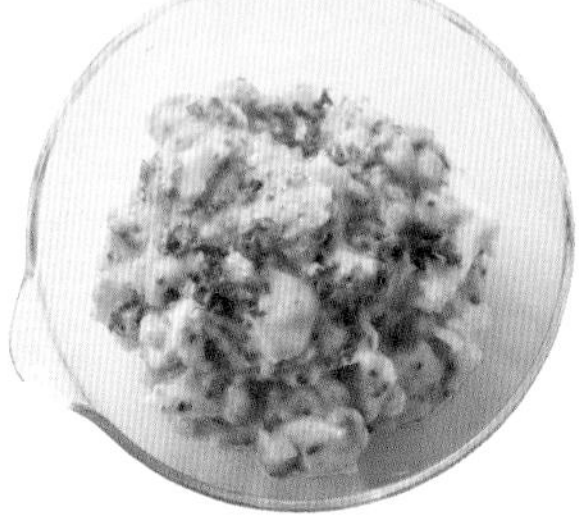

スパイスとハーブで抗酸化力抜群!

ゆで卵と玉ねぎ、ヨーグルト、カレー粉で作るタルタルマヨネーズ。オメガ3と合わせることで、抗酸化力もさらにアップ!

トマトレモンドレッシング

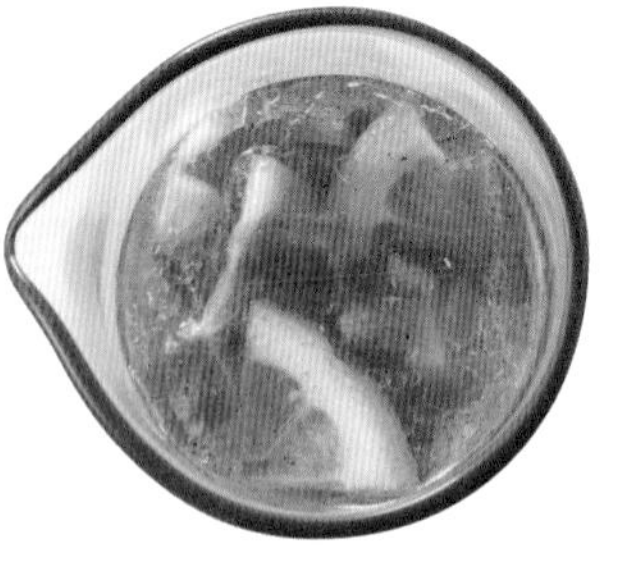

トマレモのビタミンCでアンチエイジング効果大

トマトに含まれるリコピンは、油と一緒に摂ることで栄養の吸収率もさらにアップ。暑い季節にぴったりです。

和風ドレッシング

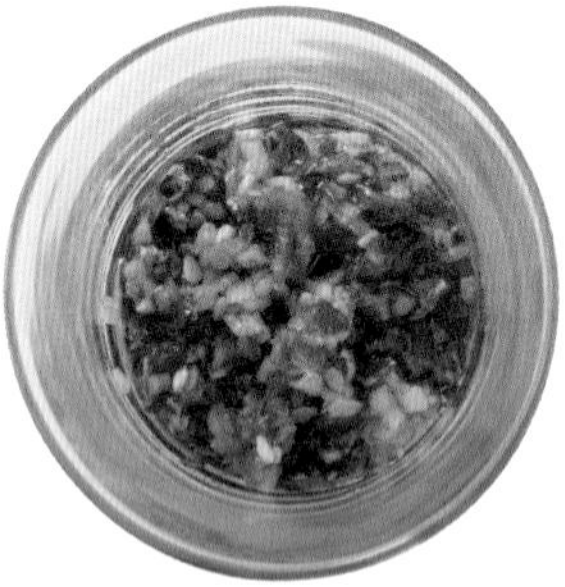

みょうがと青じその香りもさわやか

みょうが+青じそ+昆布+ごまで、うまみも風味も抜群のドレッシング。オメガ3効果で、生活習慣病の予防効果もばっちり。

毎日の食事に取り入れたい

「オメガ3」を使っ

スタミナ焼き肉のタレ

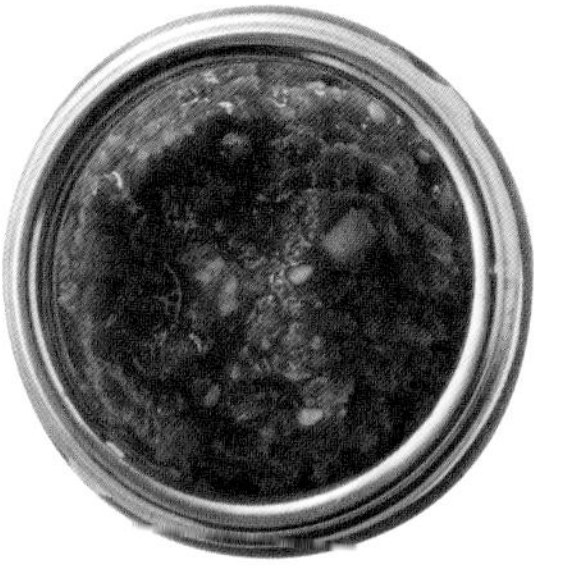

香味野菜とりんごで作る
自家製焼き肉のタレ

香味野菜とりんごで作る、栄養たっぷりの自家製焼き肉のタレ。お肉はもちろん、卵かけごはんにも合います！

甘みそダレ

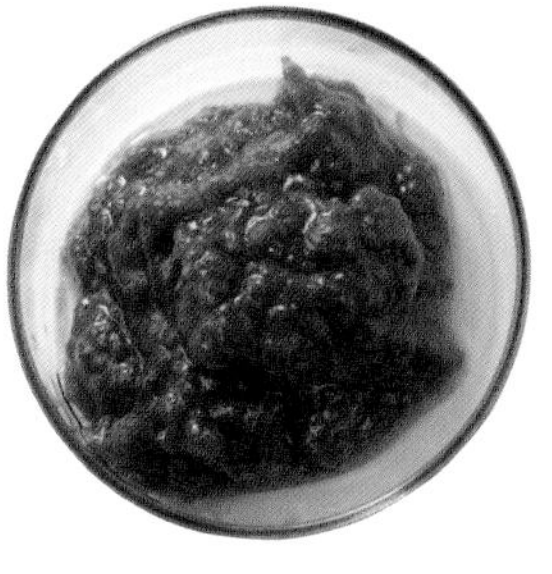

みそ＋オメガ3で
腸活にも効果あり

たっぷりのみそで作るこってり味の甘みそダレ。スティック野菜につけて食べるだけでも、栄養満点の副菜に。

ゆずこしょうおろしソース

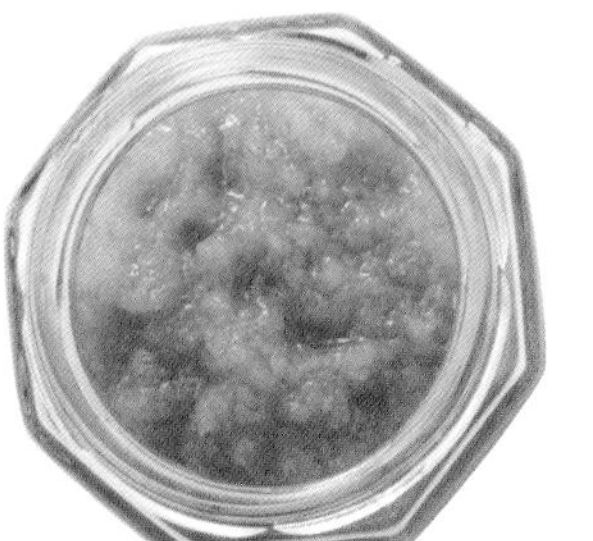

大根おろし＋ゆずこしょう
のピリ辛ソース

大根に含まれる辛味成分には強い抗菌作用あり。ピリリと効いたゆずこしょうが食欲を増進する万能ソースです。

くるみドレッシング

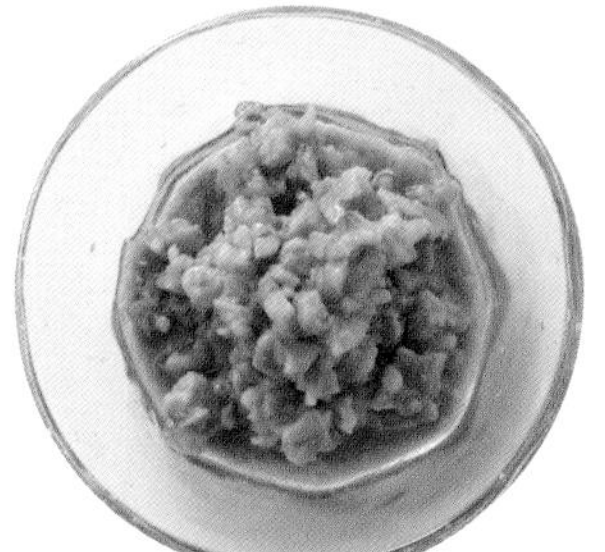

くるみ＋オメガ3で
オメガ3脂肪酸が倍増

砕いたくるみにレモン汁とめんつゆを足して作るドレッシング。食感もよく、どんな食材にも合うので便利です。

オメガ3を取り入れた

ドレッシング&タレの活用レシピ

ここからはP126-127に掲載したドレッシング&タレの作り方と活用法をご紹介します。おいしくて健康効果も抜群のお料理の数々。ぜひ毎日の食生活に生かしてみてください。

スパイシータルタルマヨネーズ

約181kcal［100gあたり］

スパイスとパセリで抗酸化力もアップ！

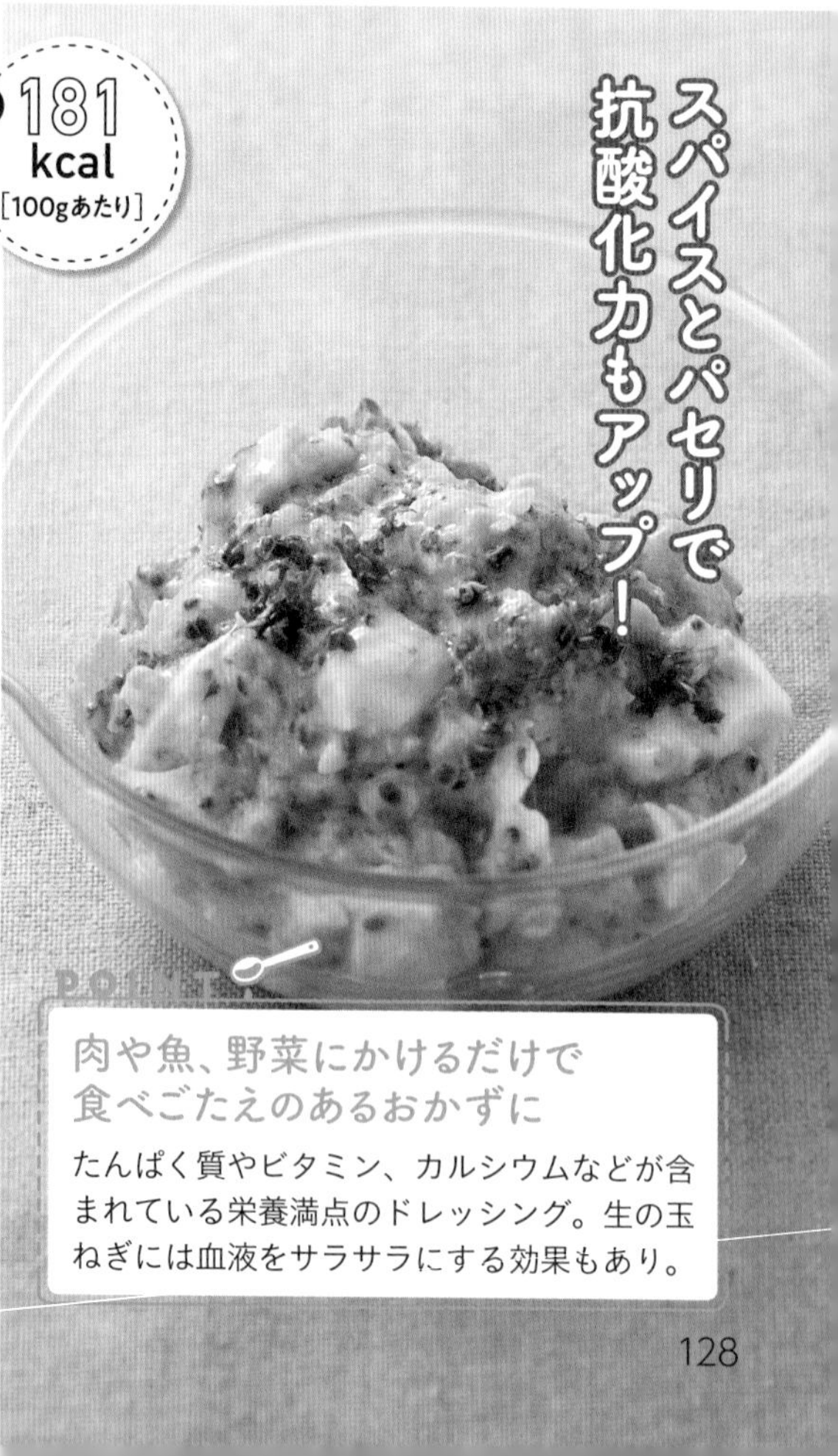

材料（作りやすい分量）

卵……2個
玉ねぎ……1/6個
パセリ……5g

A
- **オメガ3油**……大さじ1
- 水切りヨーグルト……大さじ1
- 粒マスタード……大さじ1
- カレー粉……小さじ1/4
- 塩……少々
- 黒こしょう……少々

作り方

1 卵は熱湯で8分ゆでる。玉ねぎはみじん切りにして水にさらす。パセリはみじん切りにする。

2 ボウルに殻をむいたゆで卵と、1の玉ねぎ、パセリ、Aを加え、卵を崩しながら混ぜ合わせる。

POINT

肉や魚、野菜にかけるだけで食べごたえのあるおかずに

たんぱく質やビタミン、カルシウムなどが含まれている栄養満点のドレッシング。生の玉ねぎには血液をサラサラにする効果もあり。

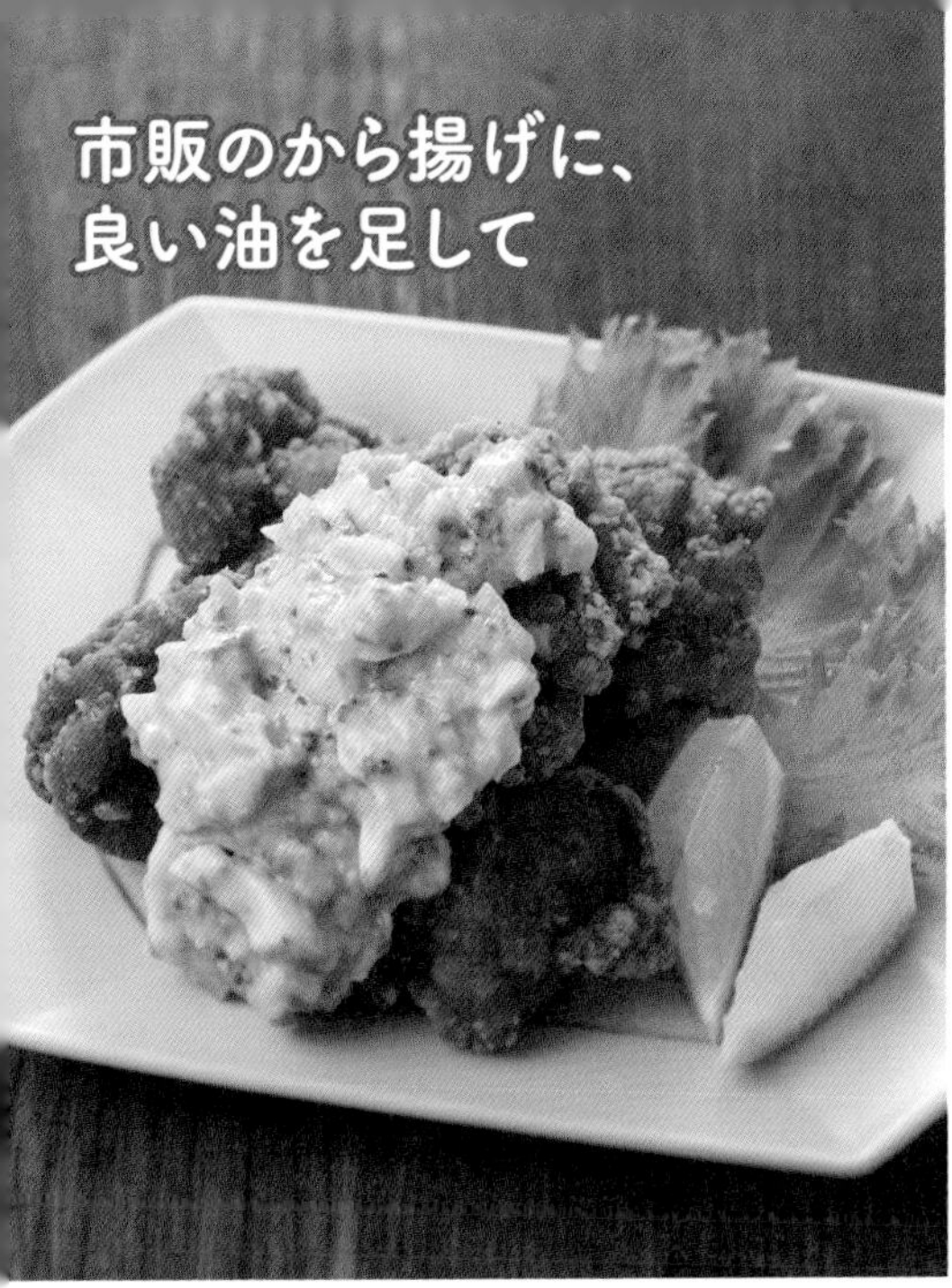
市販のから揚げに、
良い油を足して

かけるだけ!

スパイシータルタルマヨネーズを使ったレシピ❶

鶏のから揚げ

市販の鶏のから揚げにスパイシータルタルマヨネーズをかけるだけの簡単レシピ。良い油が足されるので罪悪感も減り、いつものから揚げもよりおいしくいただけます。

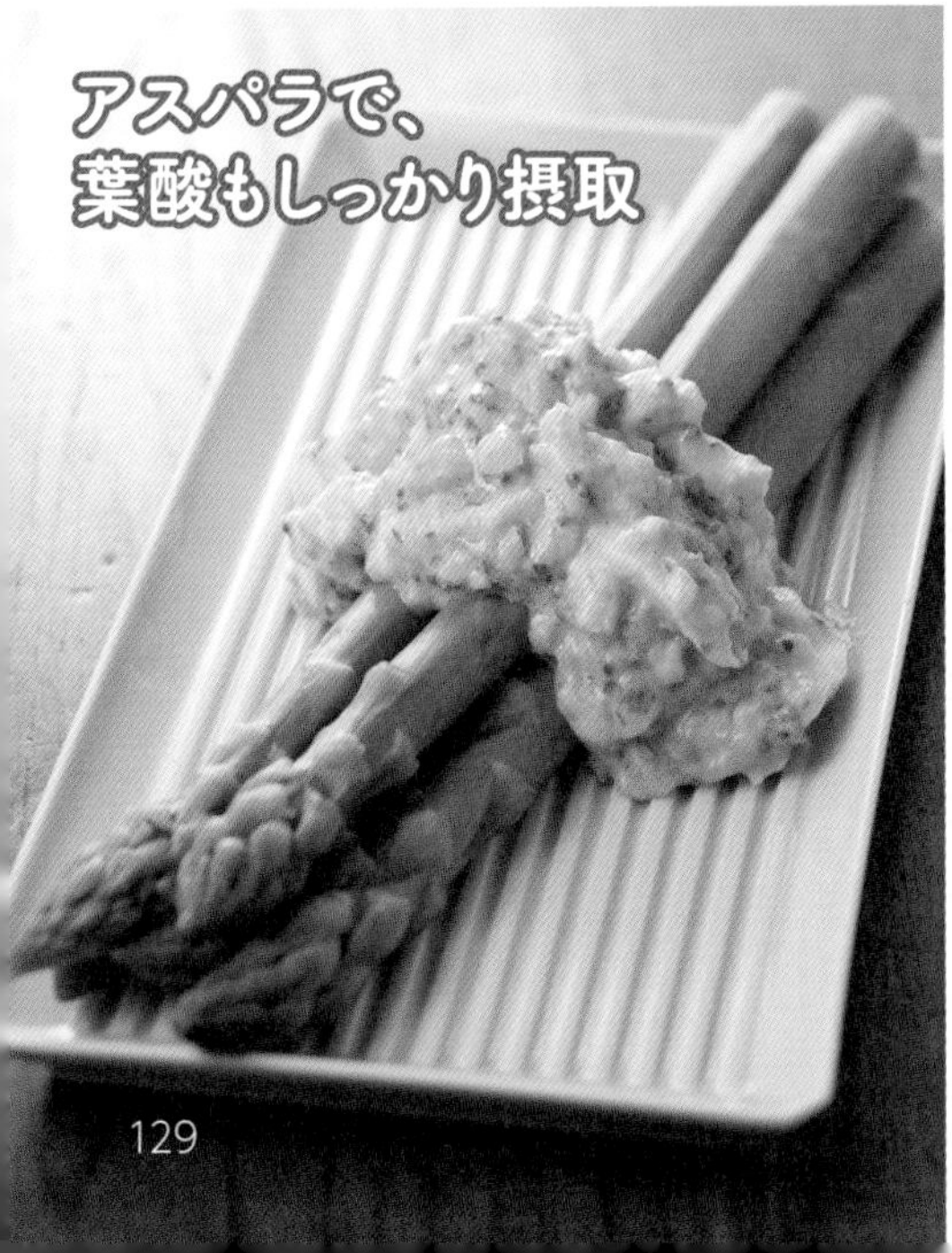
アスパラで、
葉酸もしっかり摂取

かけるだけ!

スパイシータルタルマヨネーズを使ったレシピ❷

ゆでアスパラ

ゆでたアスパラガスに、スパイシータルタルマヨネーズをたっぷりかけて。アスパラガスに含まれるアスパラギン酸には、新陳代謝を活発にし、疲労をやわらげる効果も。

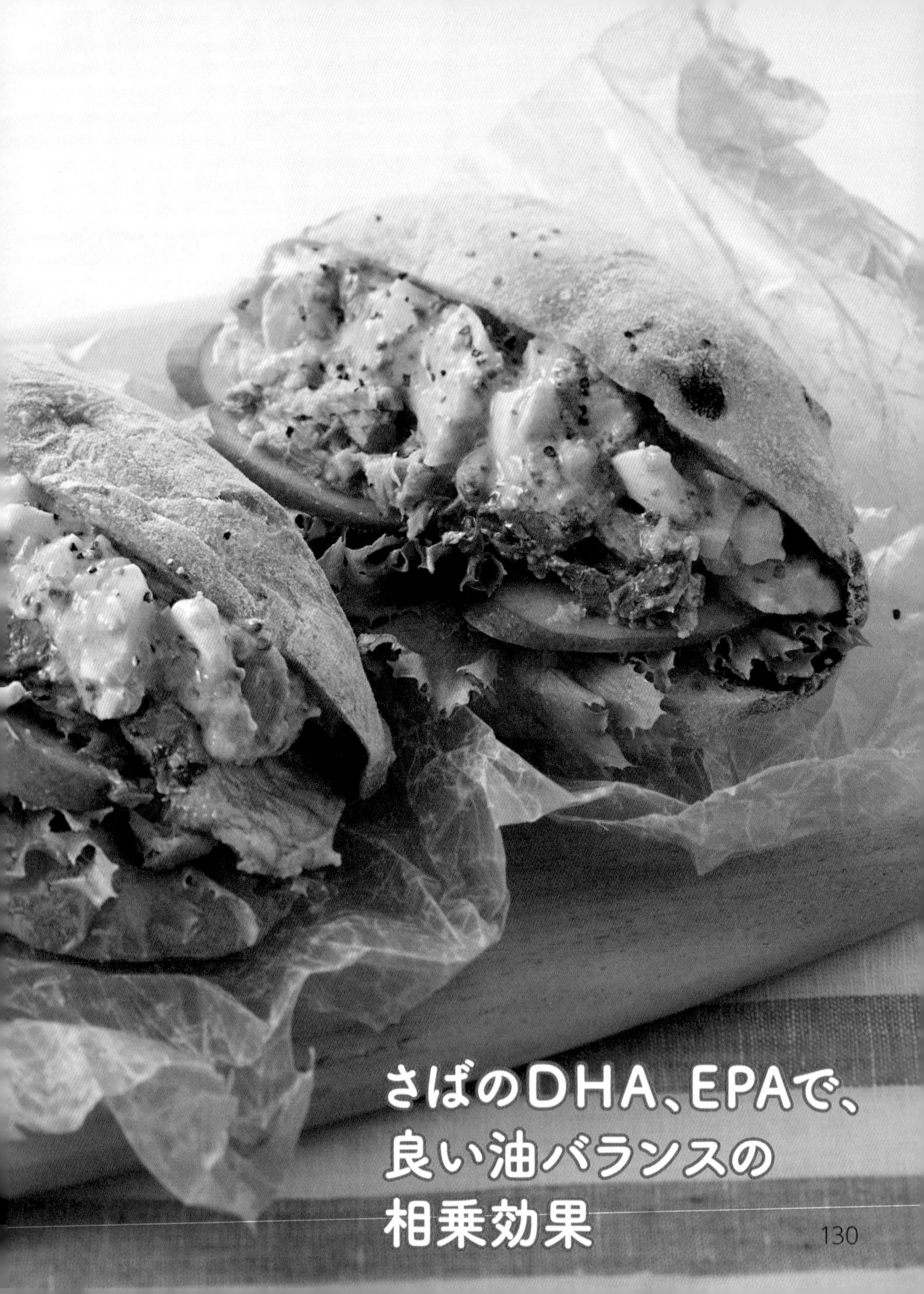

さばのDHA、EPAで、良い油バランスの相乗効果

スパイシータルタルマヨネーズを使ったレシピ❸

さば缶のサンドイッチ

約410kcal［1人分］

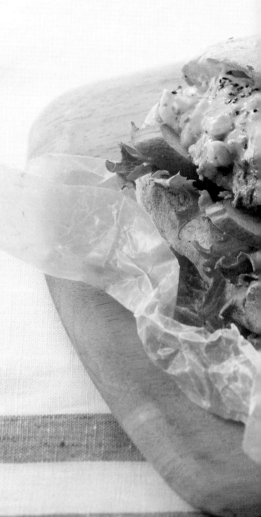

材料（2人分）

スパイシータルタルマヨネーズ
…… 大さじ4
チャバタ …… 2個
さば水煮缶 …… 1缶
きゅうり …… 1/4本
フリルレタス …… 少々

作り方

1 チャバタに切れ目を入れる。きゅうりは斜め薄切りにする。
2 チャバタに、フリルレタス、きゅうり、さば、スパイシータルタルマヨネーズの順に挟む。

POINT

さばの油＋オメガ3で健康効果がグンとアップ！

さばとオメガ3油の両方からDHAとEPAを摂取できる超健康メニュー。さば缶は骨まで入っているので、カルシウムや鉄分も豊富！

ねぎ中華ダレ

約237kcal［100gあたり］

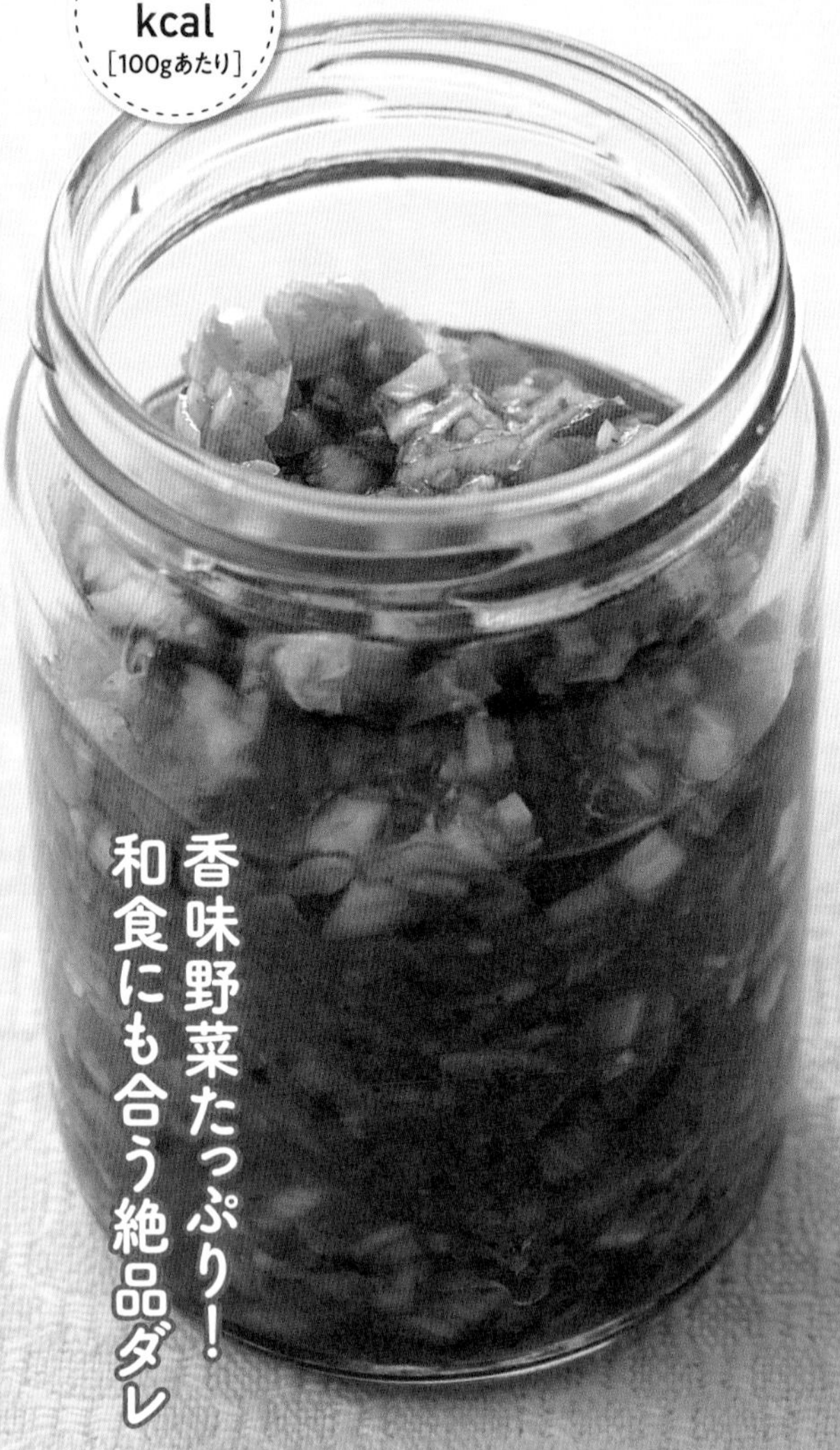

香味野菜たっぷり！
和食にも合う絶品ダレ

材料（作りやすい分量）

ねぎ …… 1/2本
にんにく …… 1かけ
しょうが …… 1かけ

A
- **オメガ3油** …… 大さじ2
- 砂糖 …… 小さじ1/2
- しょうゆ …… 小さじ1
- 豆板醤 …… 小さじ2
- 赤とうがらし（種をとって輪切りに） …… 少々
- 鶏ガラスープのもと …… 小さじ2

花椒《ホアジャオ》…お好みで

作り方

1 ねぎ、にんにく、しょうがはみじん切りにする。
2 ボウルに**1**と**A**（お好みで花椒）を入れてよく混ぜ合わせ、味をなじませる。

POINT

香味野菜＋オメガ3でアンチエイジング効果大！

ねぎ、にんにく、しょうがの香味野菜は抗酸化作用も高く、アンチエイジングに効果あり。オメガ3と合わせることで、健康効果がよりアップ！

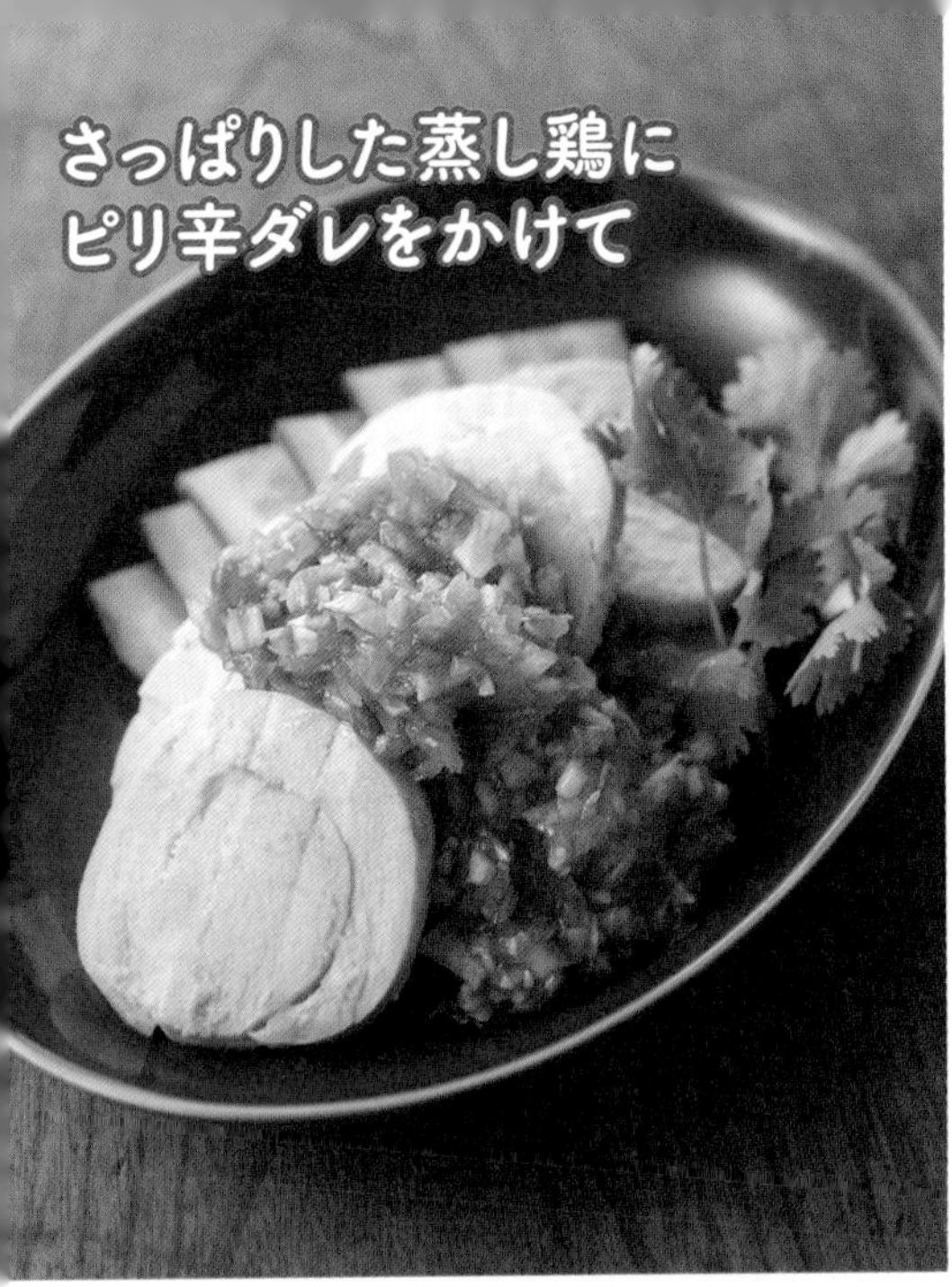
さっぱりした蒸し鶏に
ピリ辛ダレをかけて

かけるだけ!

ねぎ中華ダレを使ったレシピ❶

蒸し鶏

蒸し鶏にねぎ中華ダレをかけるだけの簡単おかず。緑の野菜を添えると彩りもきれいに。鶏むね肉の蒸し鶏なら低カロリーで疲労回復効果もあり、オメガ3との相乗効果も抜群です。

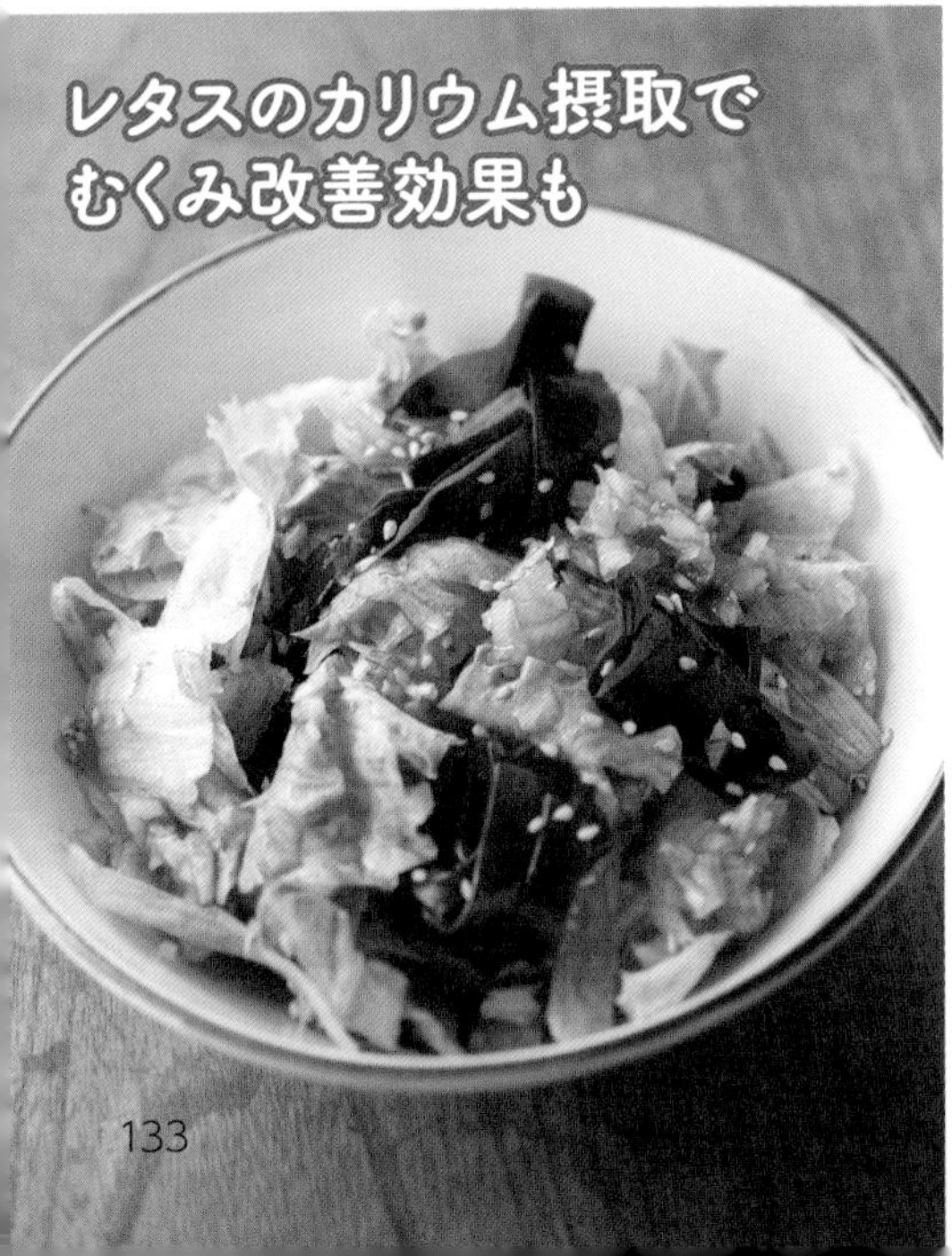
レタスのカリウム摂取で
むくみ改善効果も

混ぜるだけ!

ねぎ中華ダレを使ったレシピ❷

わかめとレタスのサラダ

食べやすい大きさにちぎったレタス、わかめ、ねぎ中華ダレを混ぜ合わせるだけ。仕上げに白いりごまをふれば、風味もよくなり食も進みます。暑い季節にもぴったりの一品。

からりと揚がった鮭に
南蛮ダレがしみ込んで美味！

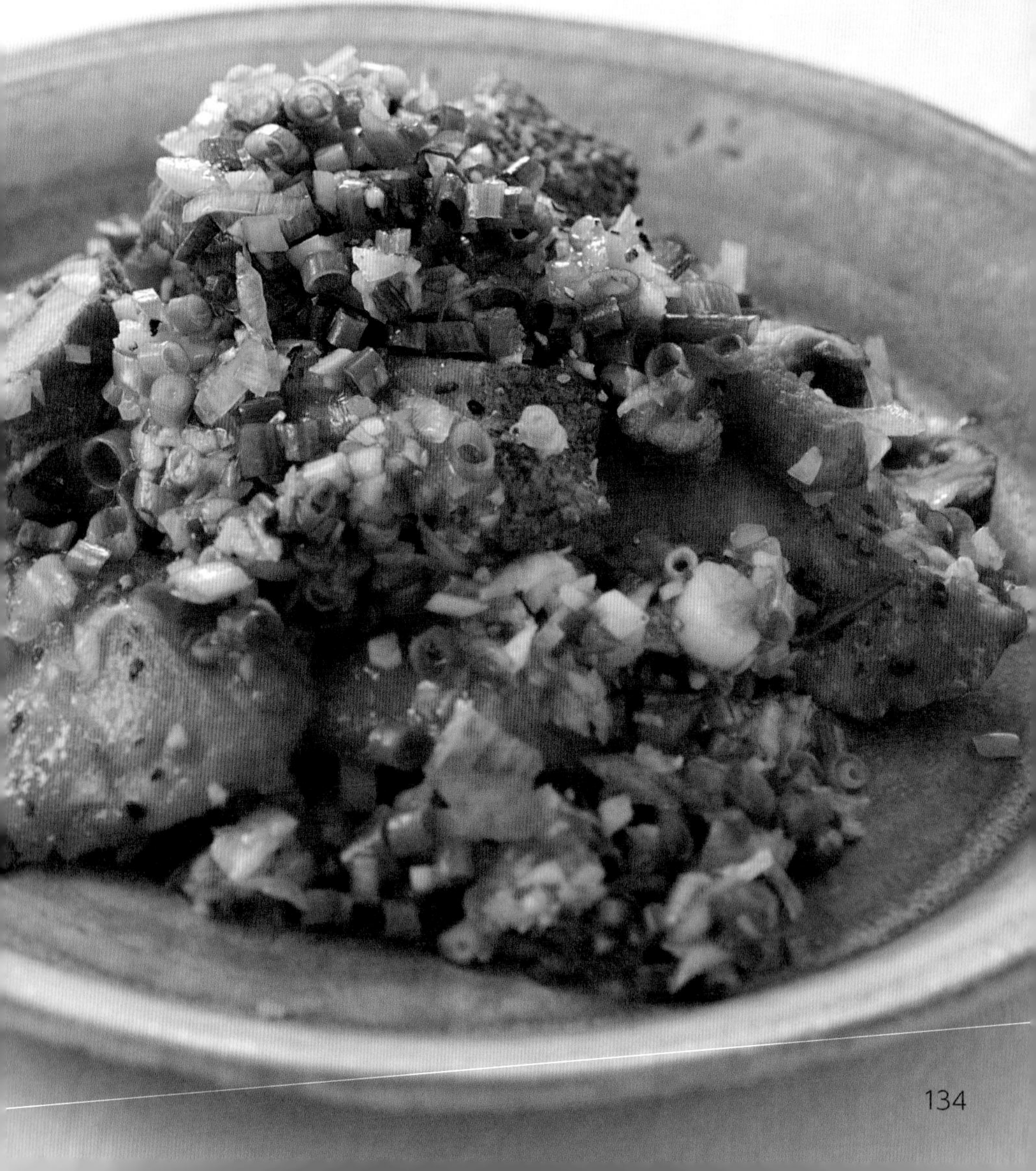

ねぎ中華ダレを使ったレシピ❸

鮭の南蛮漬け

約320 kcal ［1人分］

材料（2人分）

ねぎ中華ダレ …… 大さじ5
小ねぎ …… 1/4束
酢 …… 大さじ1

紅鮭（生） …… 2切れ
しいたけ …… 2個
塩 …… 少々
黒こしょう …… 少々
小麦粉 …… 大さじ1
揚げ油 …… 適量

作り方

1 鮭は一口大に切って塩、黒こしょうをふり、出てきた水分をペーパータオルでふきとる。しいたけは半分に切る。小ねぎは小口切りにする。
2 ボウルにねぎ中華ダレと酢、小ねぎを入れて混ぜ合わせる。
3 **1**の鮭としいたけに小麦粉をまぶし、180℃に熱した揚げ油できつね色になるまで揚げる。
4 **3**の油を切り、熱いうちに**2**に入れて混ぜ合わせる。

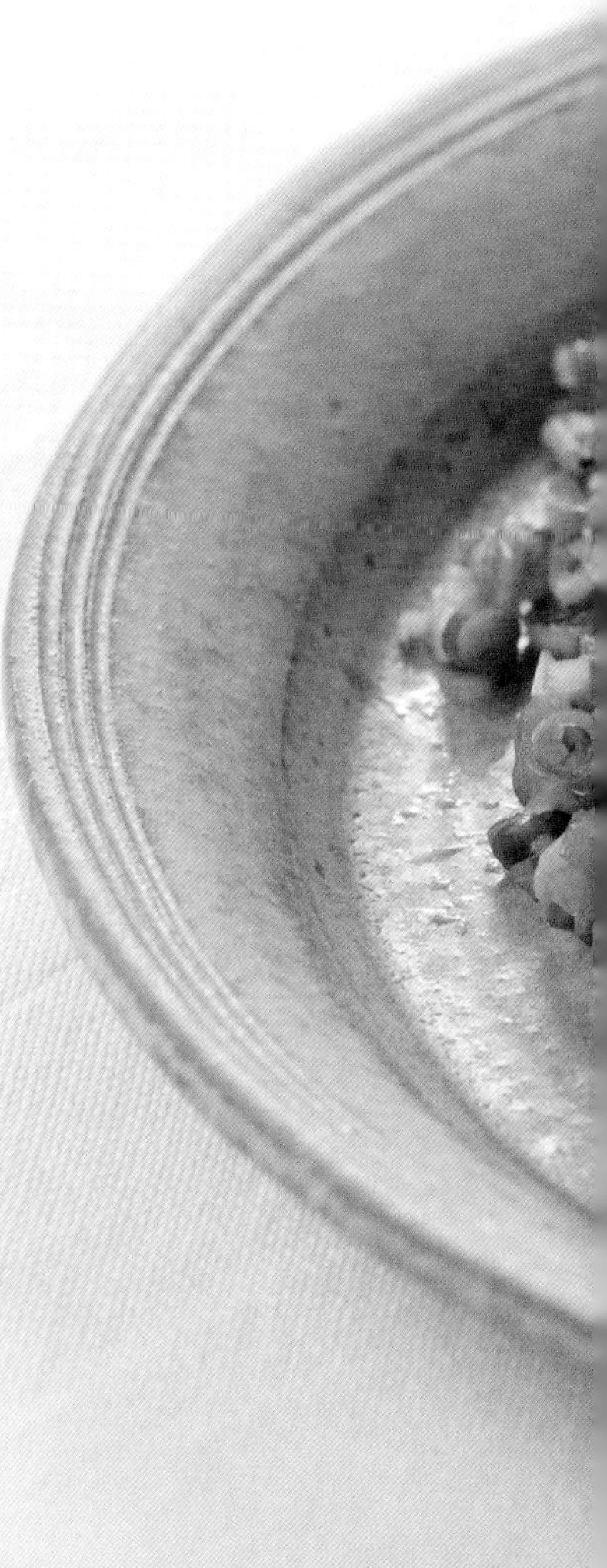

POINT

骨粗しょう症予防効果や、シミ、シワ形成を抑制する効果も

鮭はEPAやDHAのオメガ3だけでなく、ビタミンDも含まれ、骨粗しょう症予防効果が。また、紅鮭に含まれるアスタキサンチンにはシミ、シワ形成を抑制する効果もあります。

和風ドレッシング

約378kcal［100gあたり］

材料（作りやすい分量）

みょうが …… 1本
青じそ …… 5枚
塩昆布 …… 小さじ2

A	
オメガ3油	大さじ2
白ごま	小さじ1
白だし	大さじ1

作り方

1 みょうが、青じそ、塩昆布はみじん切りにする。
2 ボウルに1とAを入れ、よく混ぜ合わせる。

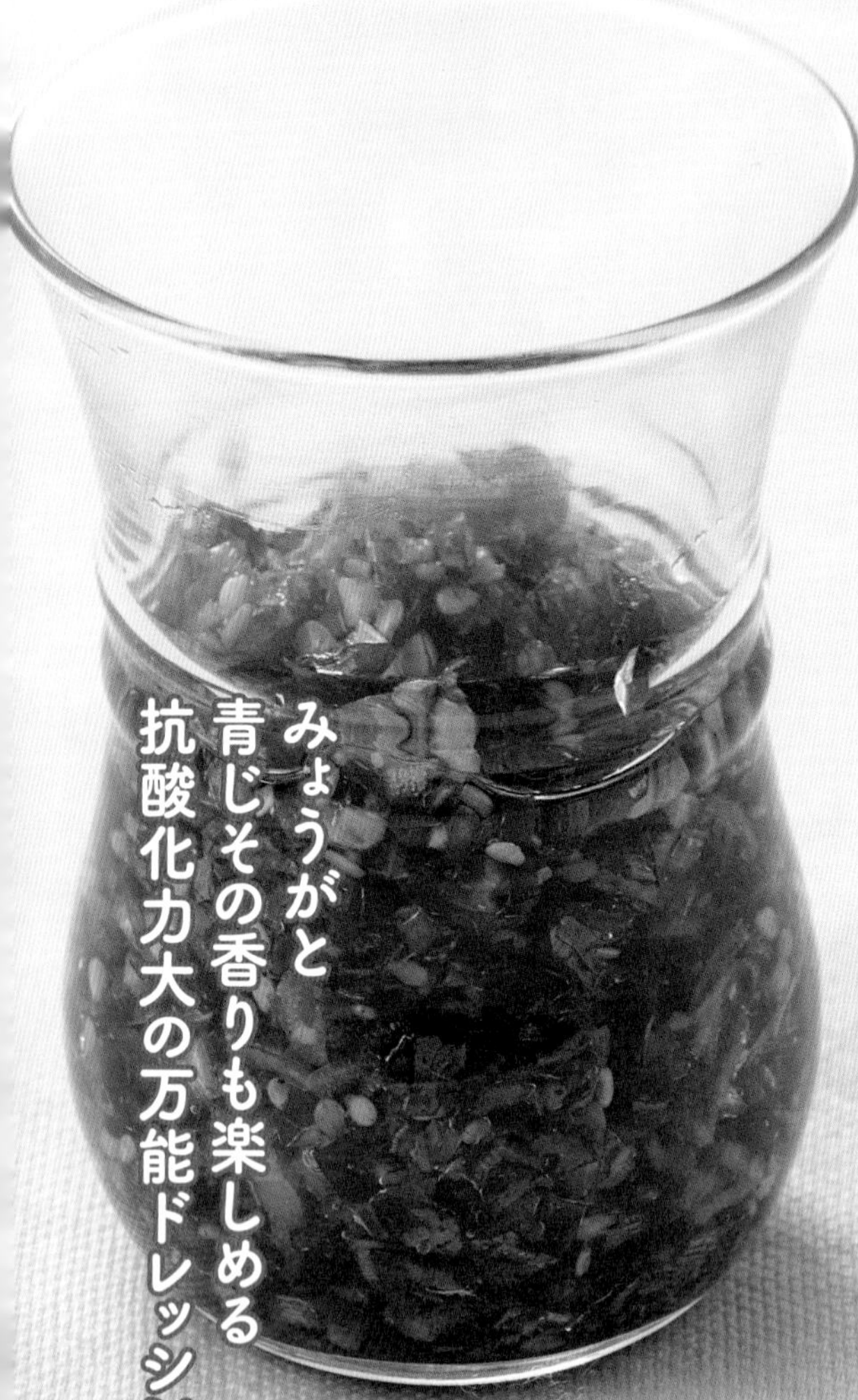

みょうがと
青じその香りも楽しめる
抗酸化力大の万能ドレッシング

POINT

みょうがの効果で夏の冷え対策やむくみ防止に

みょうがに含まれるカリウムには、塩分の摂りすぎを調節する働きあり。青じその抗酸化力＋オメガ3効果で、アンチエイジングにも。

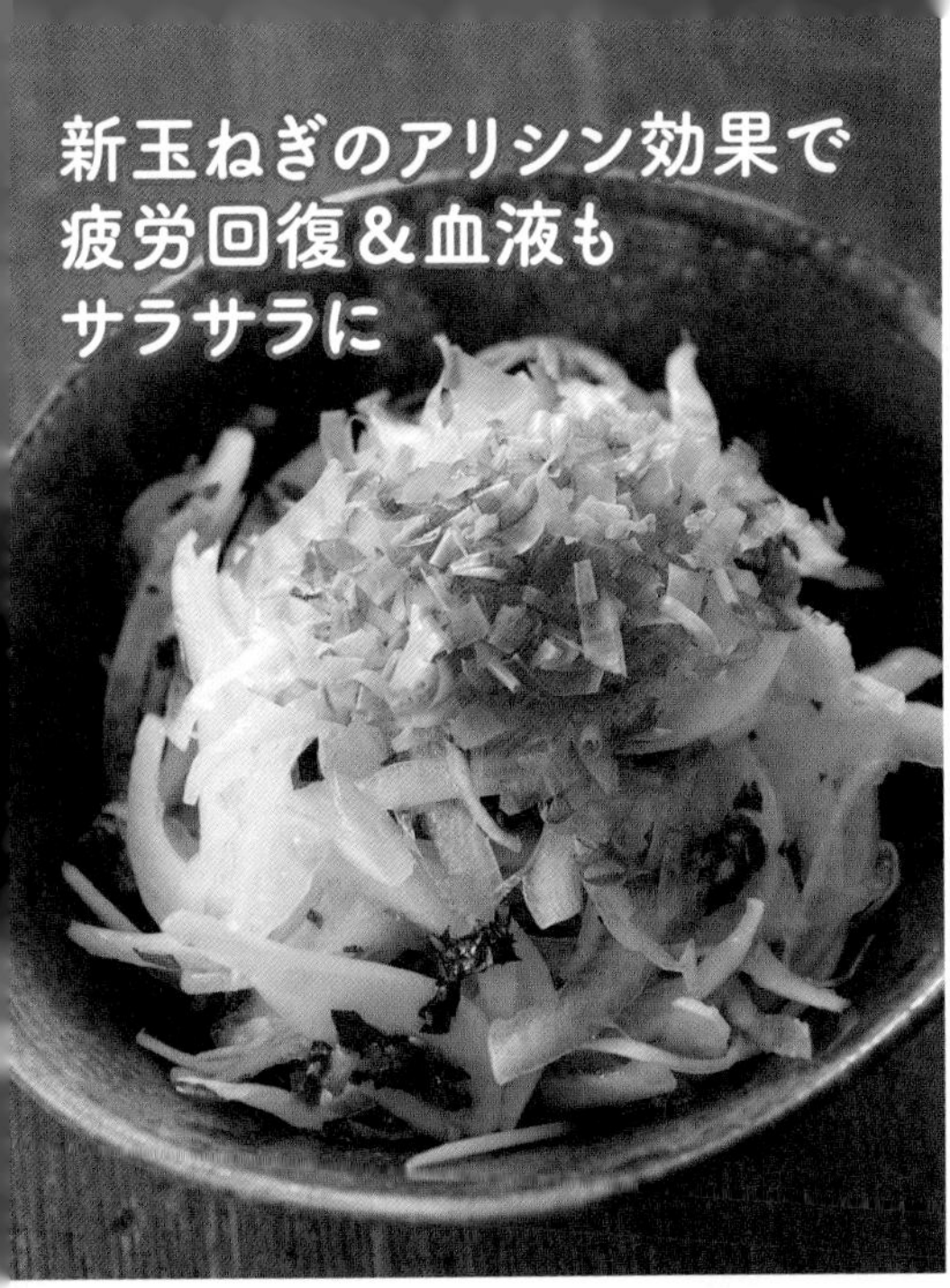
新玉ねぎのアリシン効果で
疲労回復&血液も
サラサラに

あえるだけ!

和風ドレッシングを使ったレシピ❶

新玉ねぎのスライス

薄くスライスした新玉ねぎと和風ドレッシングを混ぜ合わせて。仕上げにかつおぶしをのせると、風味も豊かになり、塩分控えめでもおいしくいただけます。

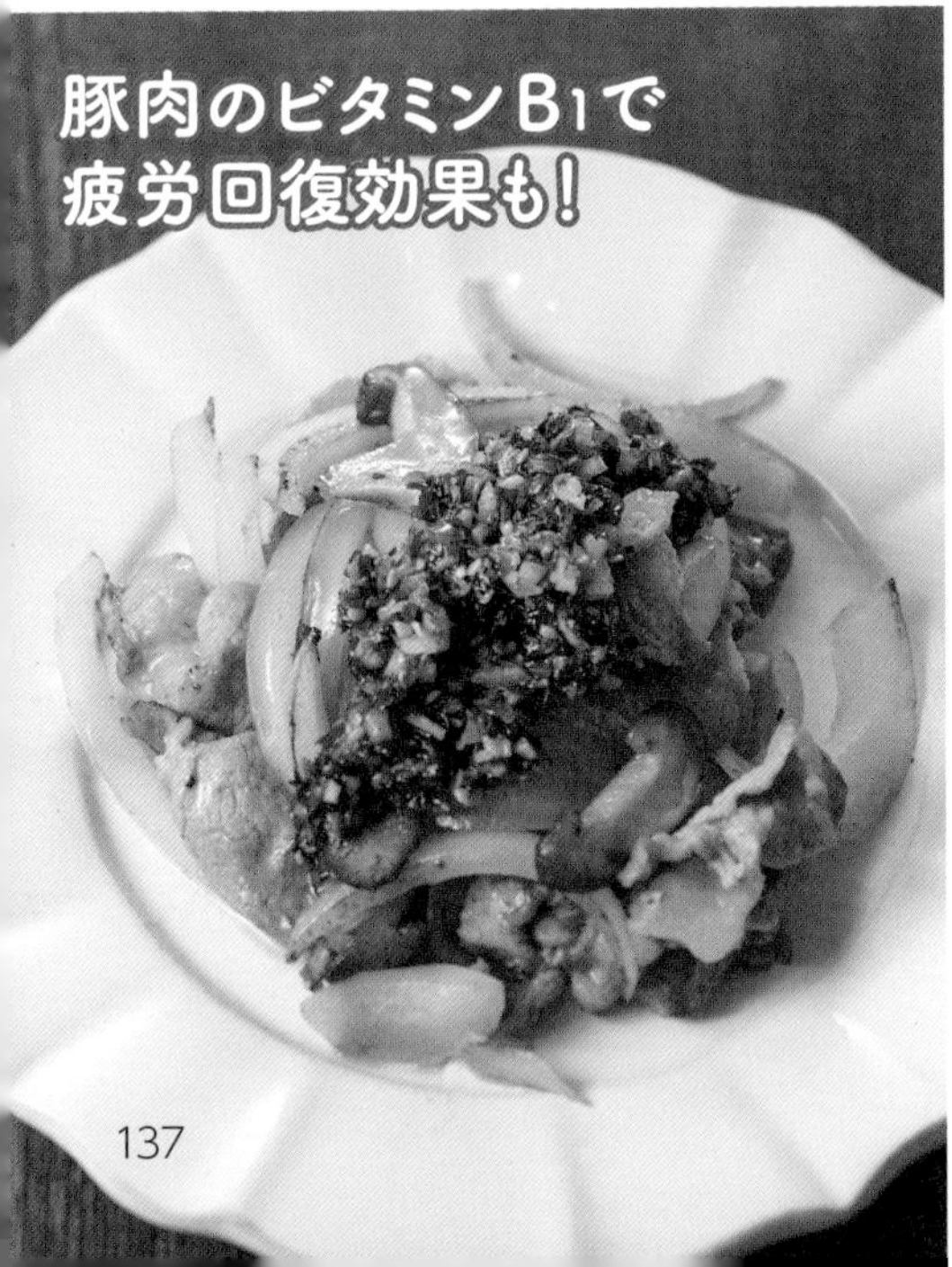
豚肉のビタミンB1で
疲労回復効果も!

かけるだけ!

和風ドレッシングを使ったレシピ❷

豚肉の塩炒め

食べやすい大きさに切った豚肉と玉ねぎ、しいたけを塩こしょうで炒め合わせたものに和風ドレッシングをかけて。豚肉と玉ねぎで、疲労回復効果も期待できます。

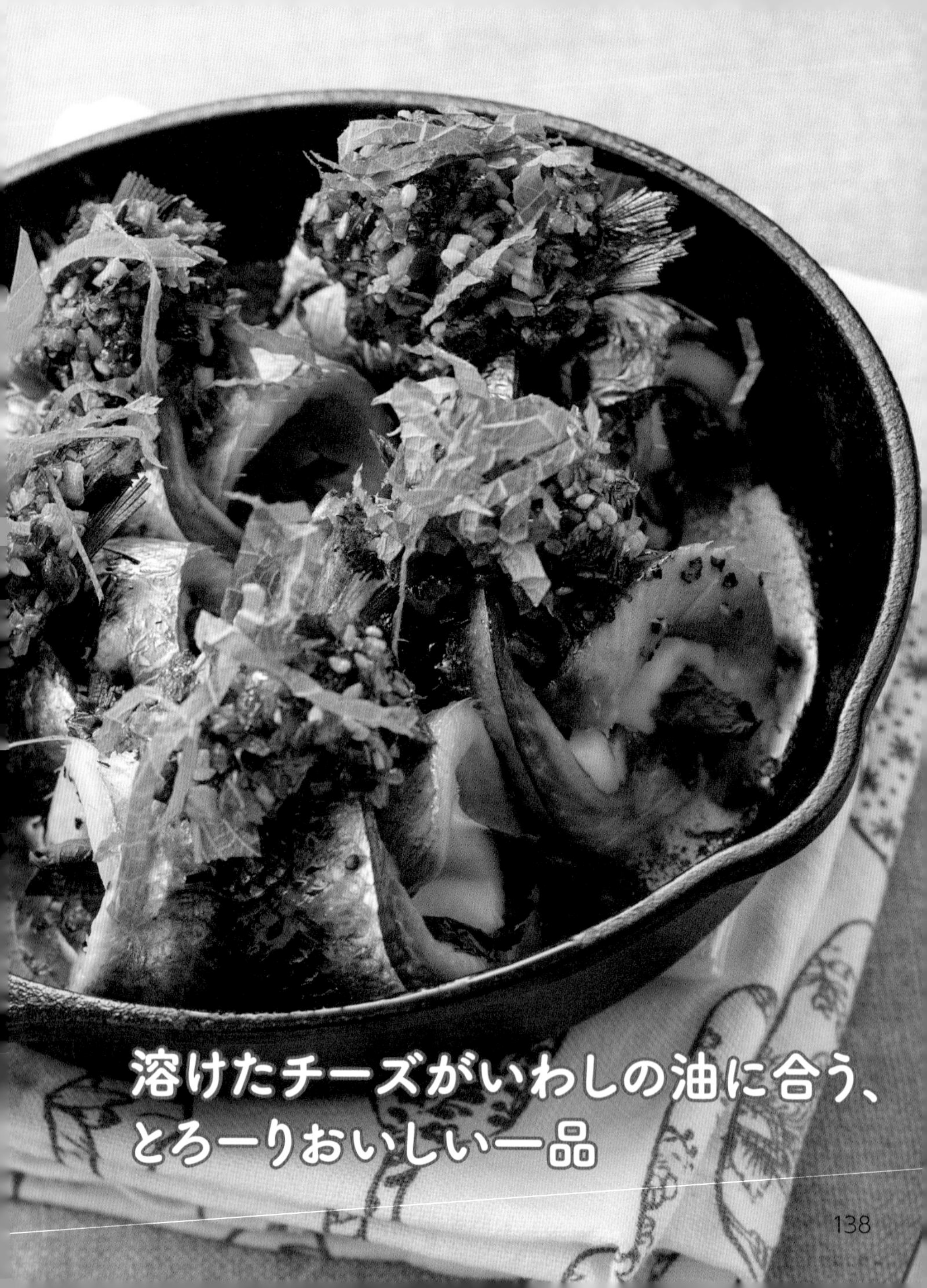

溶けたチーズがいわしの油に合う、
とろーりおいしい一品

和風ドレッシングを使ったレシピ❸

いわしとチーズのオーブン焼き

約385 kcal［1人分］

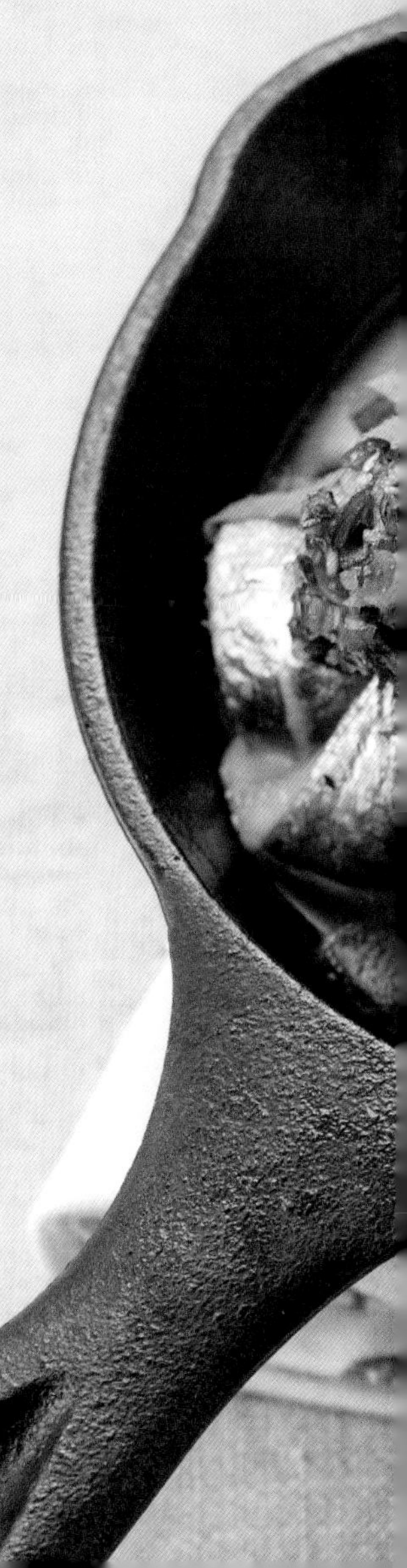

材料（2人分）

和風ドレッシング …… 大さじ2
いわし（開き） …… 5尾
スライスチーズ …… 2と1/2枚
青じそ …… 2と1/2枚＆お好みで
小麦粉 …… 小さじ2
エクストラバージンオリーブオイル …… 大さじ1
塩、こしょう …… 少々

作り方

1 いわしに塩、こしょう、小麦粉をふり、半分に切ったスライスチーズと青じそをのせる。いわしを頭側から巻き、丸まった状態でようじで留める。耐熱皿に並べ、オリーブオイルを回しかける。アルミホイルで全体を覆う。
2 魚焼きグリルを熱し、1の耐熱皿を入れて中火で7〜8分焼いたらアルミホイルを外し、表面に焼き色がつくようにさらに1分ほど焼く。
3 和風ドレッシングをかけ、お好みで千切りにした青じそをのせる。

POINT

いわしとチーズの相性抜群！オメガ3のダブル効果も

いわしにはDHA、EPAが多く含まれており、オメガ3の効果は抜群。いわしとチーズの良質のたんぱく質に加え、青じそで抗酸化力もアップ！

トマトレモンドレッシング

約208 kcal［100gあたり］

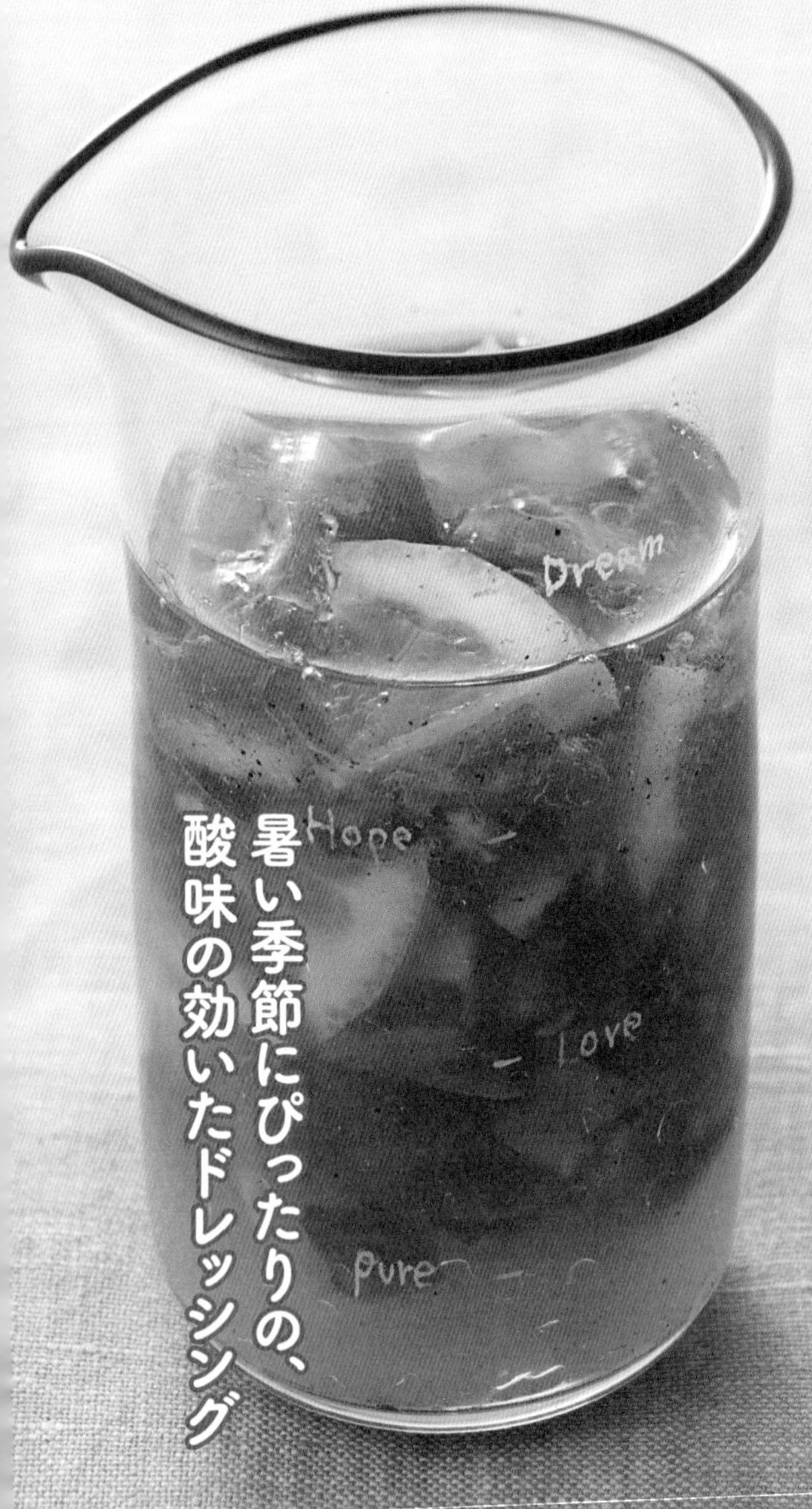

暑い季節にぴったりの、酸味の効いたドレッシング

材料（作りやすい分量）

トマト（中）…… 1/2個
レモン（輪切り）…… 3切れ
レモン汁 …… 大さじ2
A
- **オメガ3油** …… 大さじ2
- はちみつ …… 小さじ1
- 塩 …… 少々
- 白こしょう …… 少々

作り方

1 トマトはへたと種をとり、7mm角に切る。レモンは3切れをそれぞれ8等分のいちょう切りにする。
2 ボウルにトマトといちょう切りにしたレモン、レモン汁、Aを入れてよく混ぜ合わせる。

POINT

トマトとレモンたっぷりで美肌効果が格段にアップ！

トマトに含まれるリコピンは抗酸化力が高く、油と一緒に摂ることで栄養の吸収率もさらにアップします。レモンのビタミンCは、美肌効果抜群！

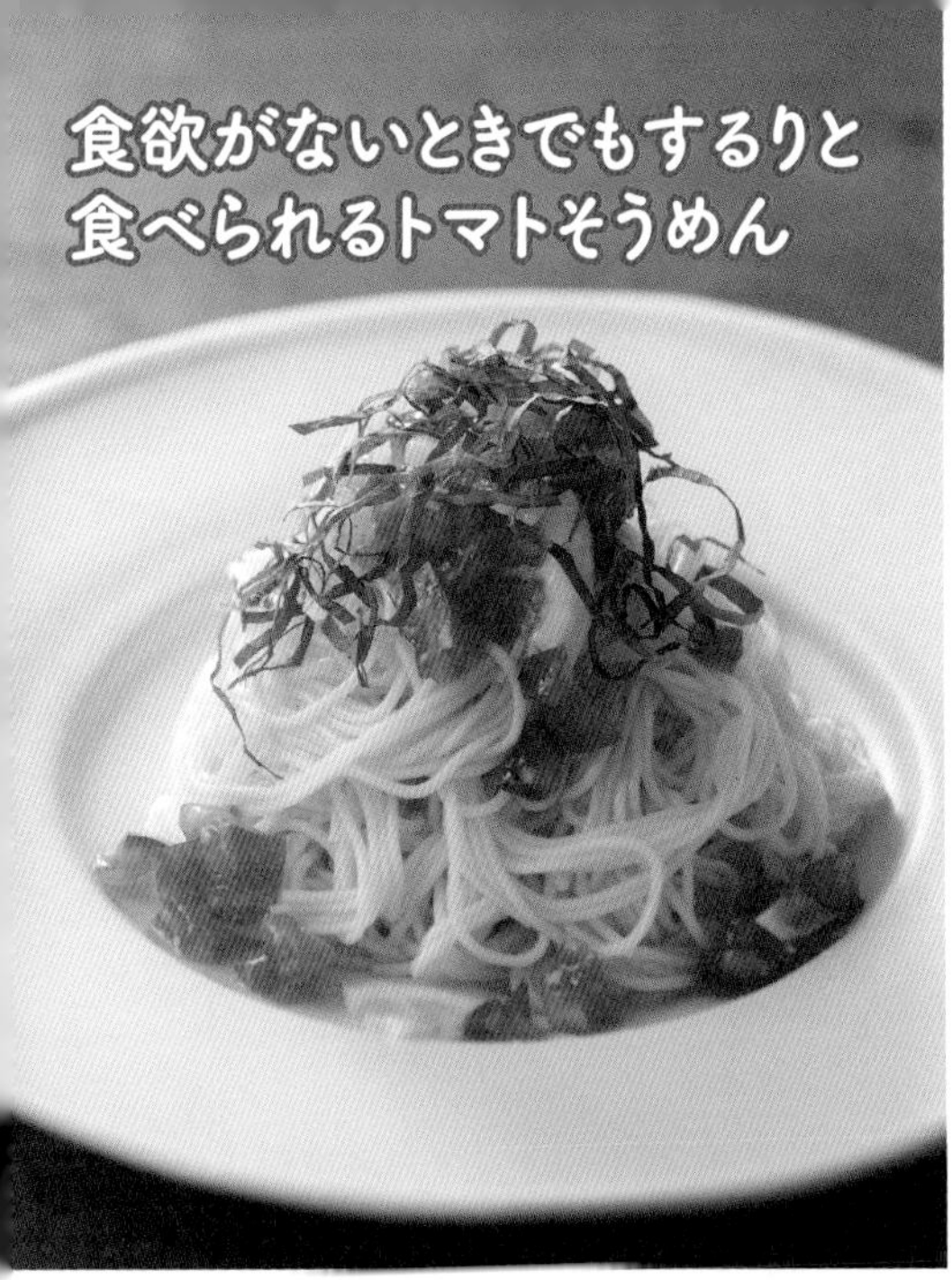
食欲がないときでもするりと
食べられるトマトそうめん

混ぜるだけ!

トマトレモンドレッシングを使ったレシピ❶

そうめんのトマドレがけ

ゆであがったそうめんにトマトレモンドレッシングを混ぜ合わせ、千切りの青じそをのせて。酸味と風味が豊かで、食欲が落ちる暑い季節でもさっぱりといただけます。

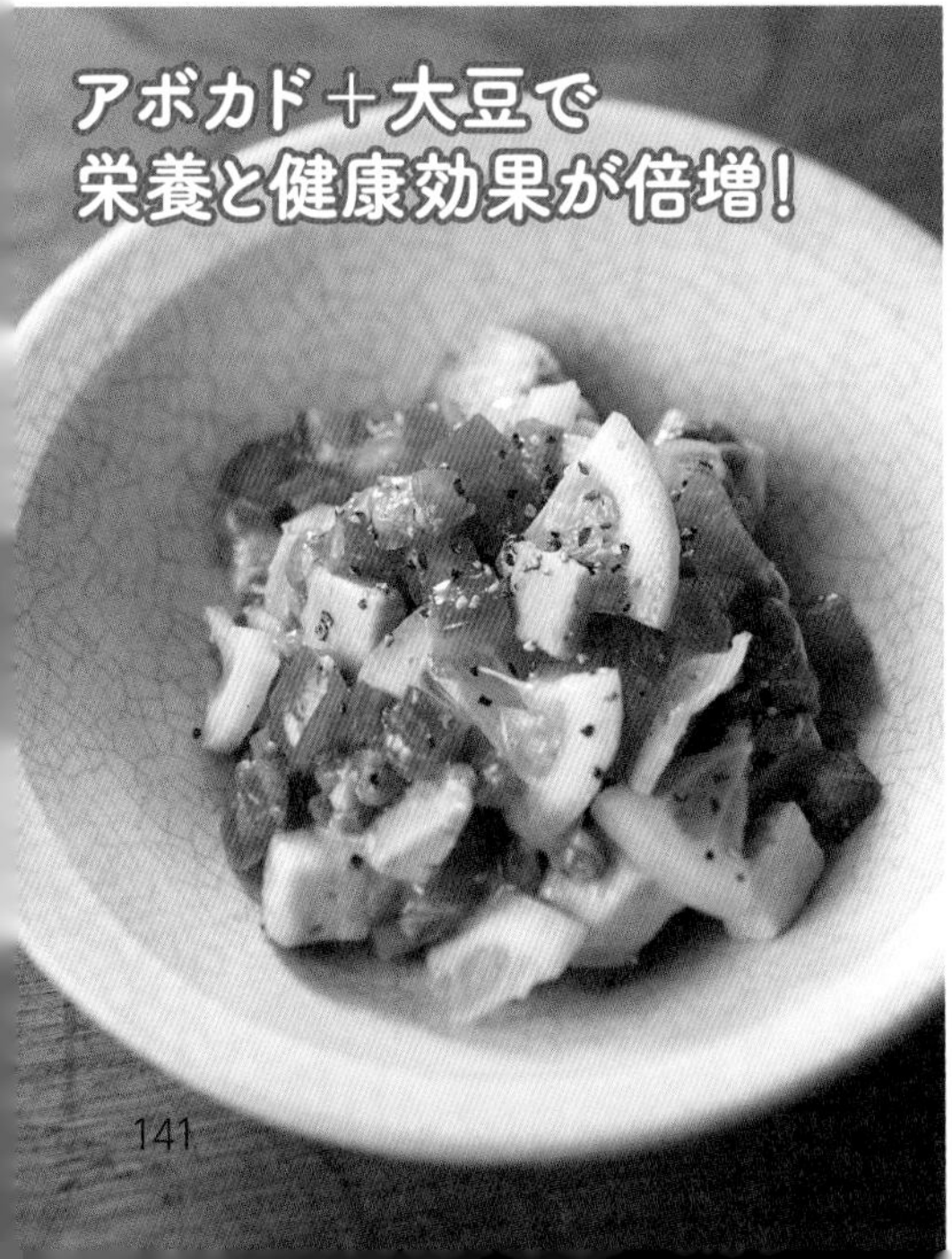
アボカド＋大豆で
栄養と健康効果が倍増!

あえるだけ!

トマトレモンドレッシングを使ったレシピ❷

アボカドと納豆あえ

食べやすい大きさに切ったアボカドに、納豆とトマトレモンドレッシングを加えて混ぜ合わせたレシピ。火を使わずに作れるので、暑い季節に重宝する一品です。

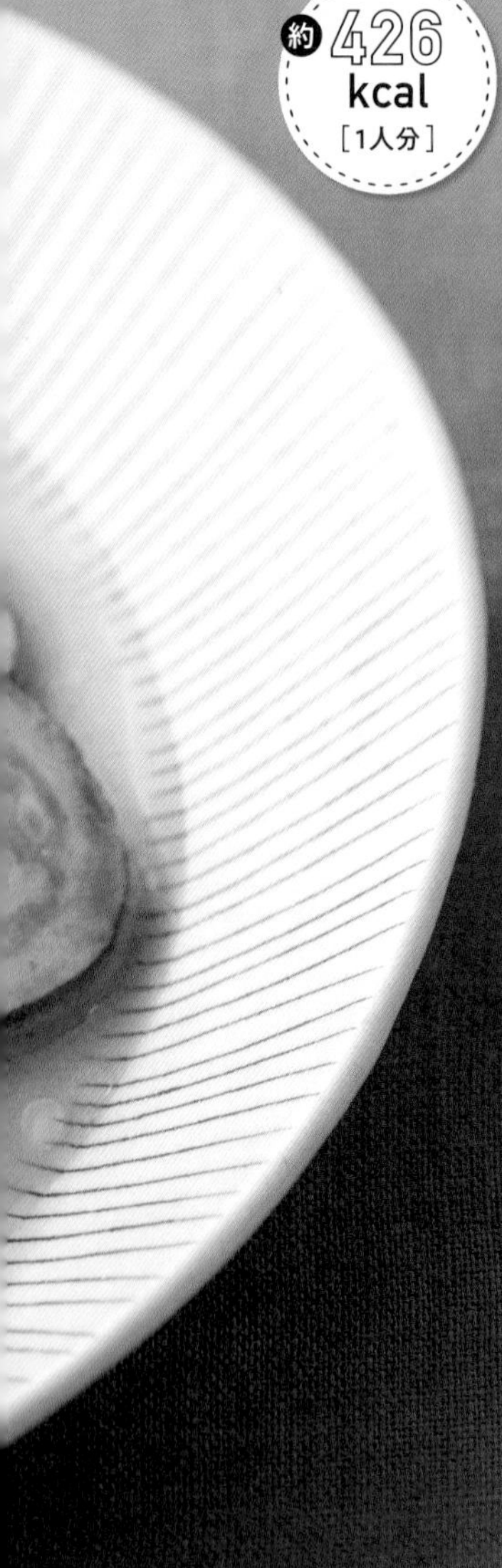

約426kcal［1人分］

トマトレモンドレッシングを使ったレシピ❸

さばのソテー

材料（2人分）

- トマトレモンドレッシング …… 大さじ3
- さば …… 2切れ
- 塩 …… 少々
- 黒こしょう …… 少々
- A 小麦粉 …… 大さじ1
- A カレー粉 …… 小さじ1
- ズッキーニ …… 1/3本
- にんにく …… 1かけ
- エキストラバージンオリーブオイル …… 大さじ1

作り方

1 さばに塩、黒こしょうをふり、混ぜ合わせた**A**を全体にまぶす。ズッキーニは7mm幅の輪切りに、にんにくは薄切りにする。

2 フライパンにオリーブオイルを入れて中火で熱し、にんにくを加え、香りがたったら、さばを、皮目を下にして焼く。
パリッとしてきたら裏返し、あいたスペースにズッキーニを入れて焼く。全体に火が通り、焼き色がつくまで3〜4分焼く。

3 器にさばとズッキーニをのせ、トマトレモンドレッシングを回しかける。

POINT

さば＋トマトでアンチエイジング効果抜群！

さばのDHA、EPA＋トマトのリコピン作用で、ヘルシーかつアンチエイジングにも効果あり。パンにも白米にも合う主菜レシピです。

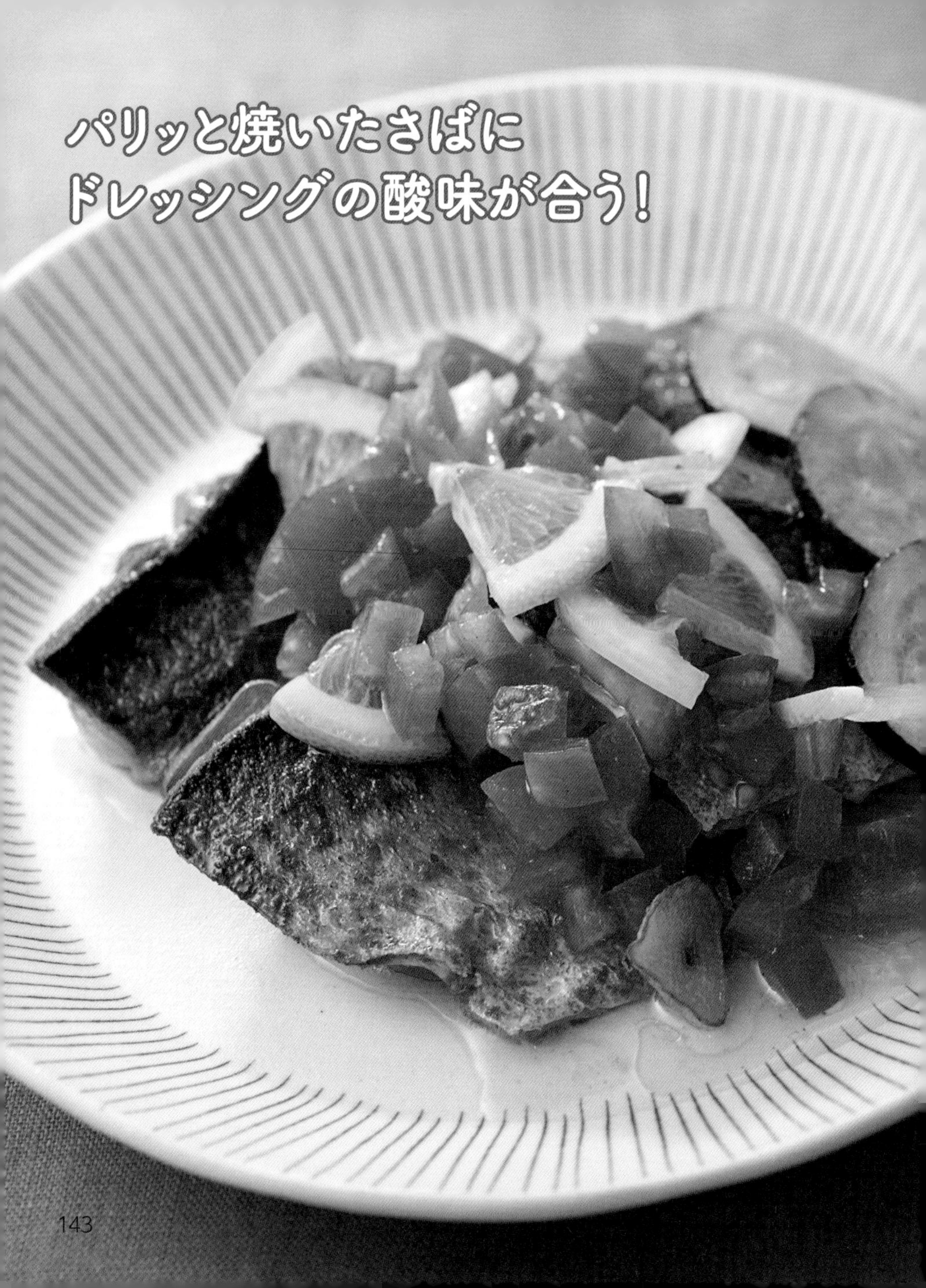
パリッと焼いたさばに
ドレッシングの酸味が合う！

甘みそダレ

約281kcal［100gあたり］

材料（作りやすい分量）

- **オメガ3油** …… 大さじ1
- A
  - みそ …… 大さじ4
  - 砂糖 …… 大さじ1と1/2
  - みりん …… 大さじ1
  - 酒 …… 大さじ1/2

作り方

1. 小鍋または小さめのフライパンにAの材料を加え、弱火で滑らかになるまで混ぜ合わせる。
2. 火を止めたら1を保存容器に移し、オメガ3油を加えてよく混ぜ合わせる。

みそ＋オメガ3の効果で腸内環境が格段によくなる！

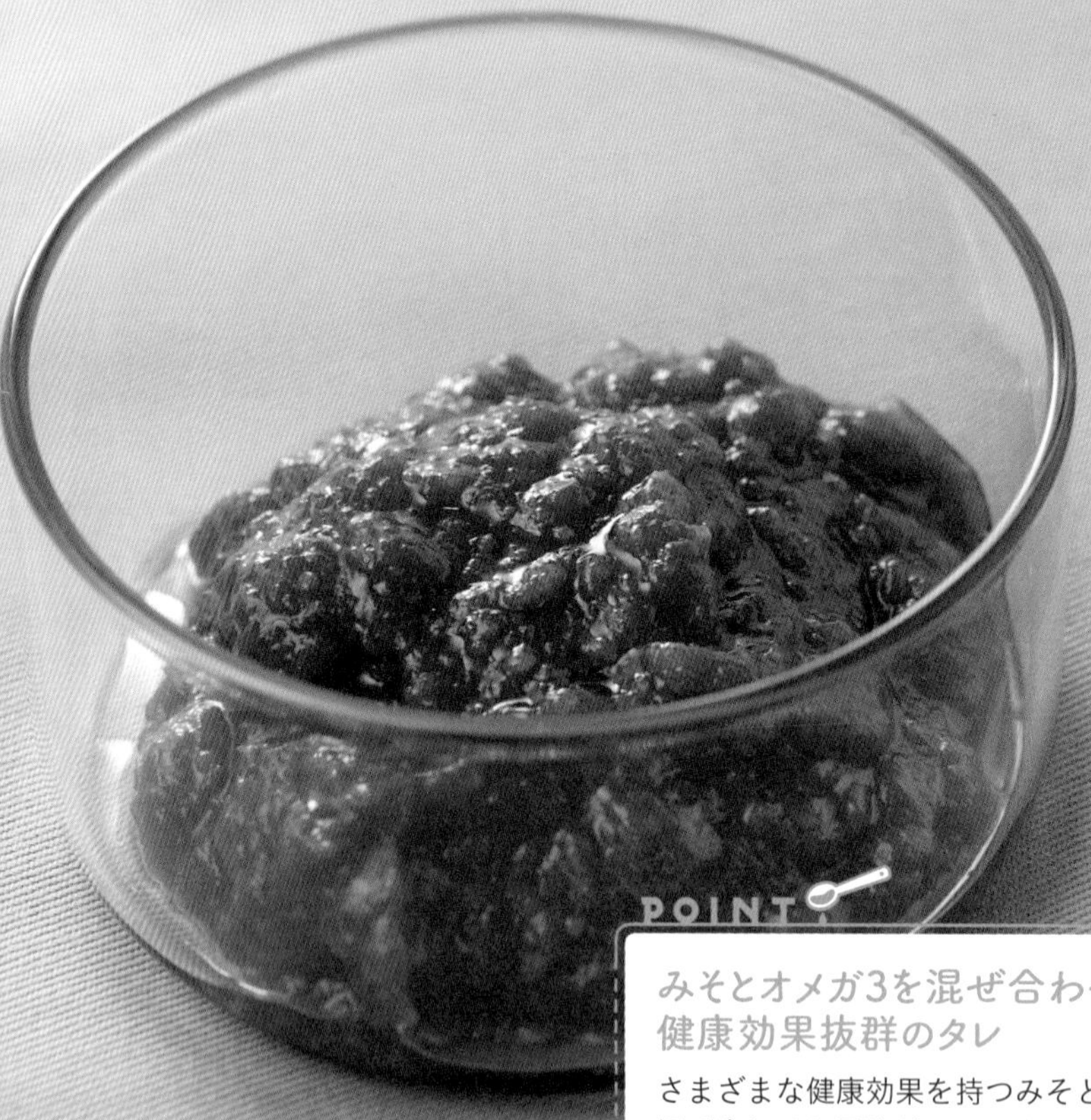

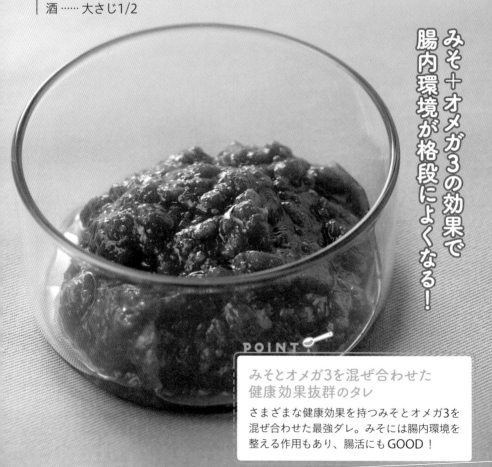

POINT

みそとオメガ3を混ぜ合わせた健康効果抜群のタレ

さまざまな健康効果を持つみそとオメガ3を混ぜ合わせた最強ダレ。みそには腸内環境を整える作用もあり、腸活にもGOOD！

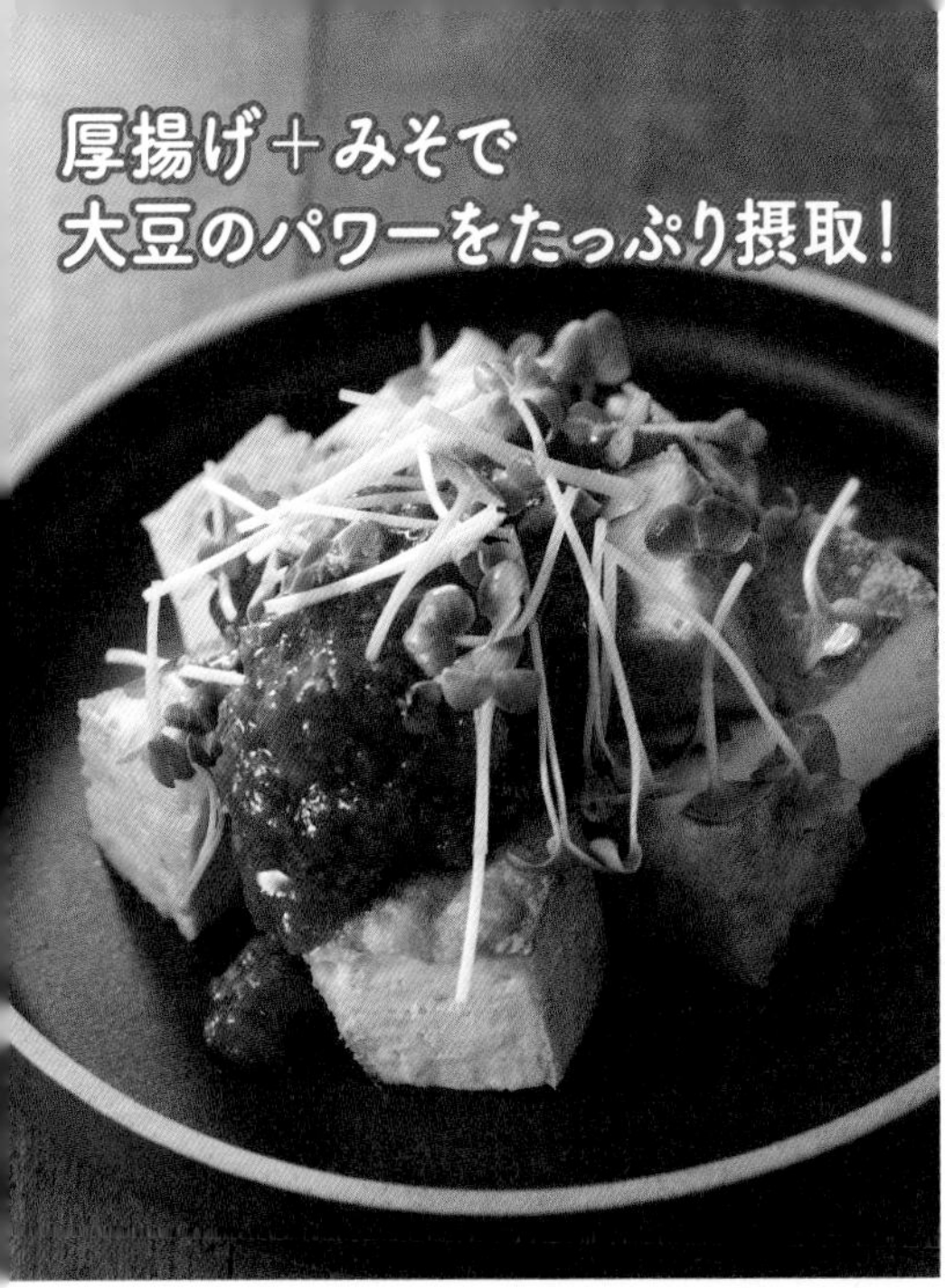
厚揚げ＋みそで
大豆のパワーをたっぷり摂取！

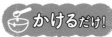

かけるだけ！

甘みそダレを使ったレシピ❶

焼いた厚揚げ

2cm角に切った厚揚げをさっと焼いたら、甘みそダレをかけて、かいわれ大根をちらす。厚揚げ＋みそで、大豆の健康効果をたっぷりと吸収できます。

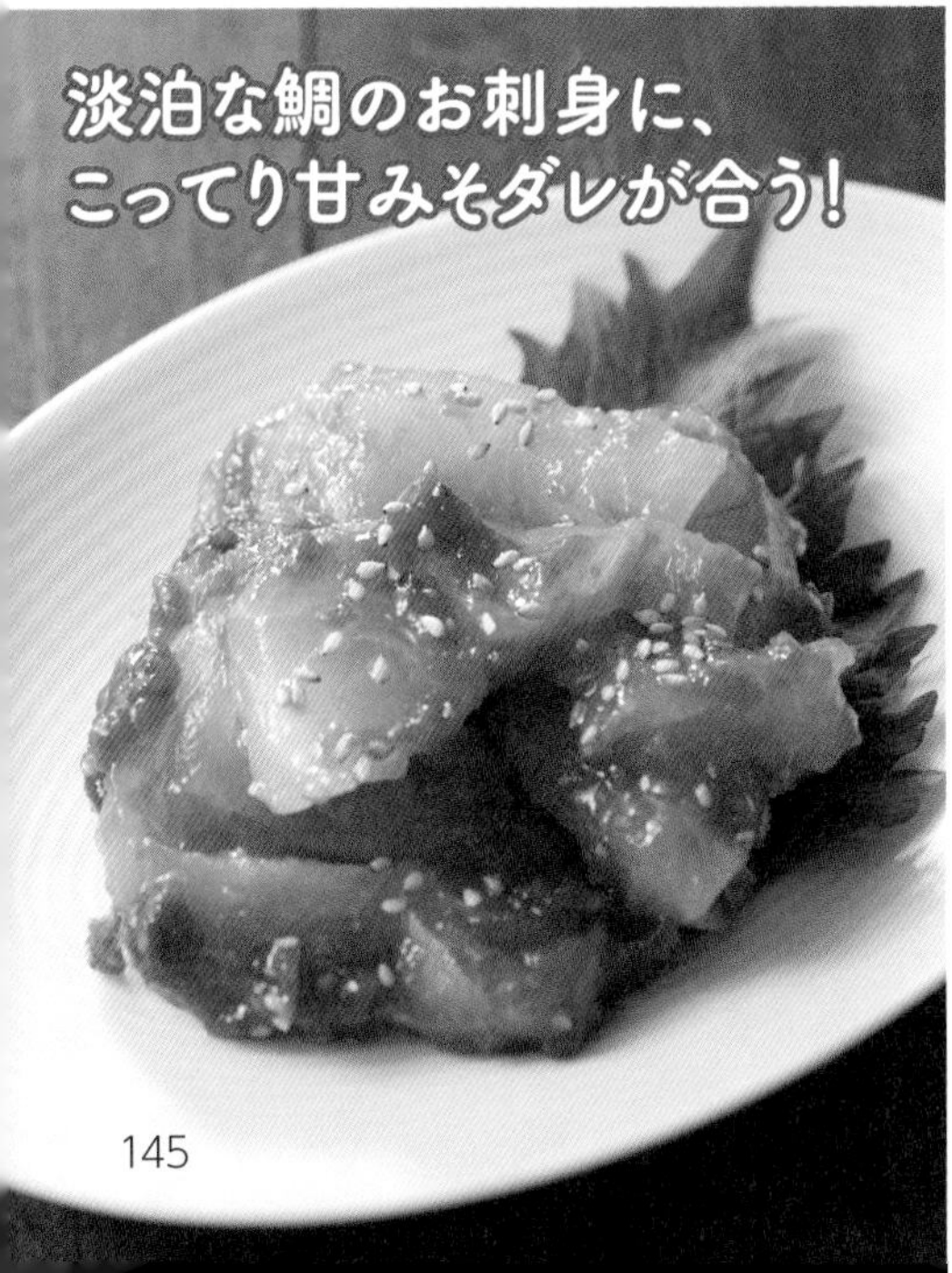
淡泊な鯛のお刺身に、
こってり甘みそダレが合う！

あえるだけ！

甘みそダレを使ったレシピ❷

鯛の刺身

白身魚のお刺身と甘みそダレは、相性抜群！　白身のお魚は高たんぱく低脂質で、ダイエット中の食材としてもぴったり。ごまや青じそを添えることで抗酸化作用もアップします。

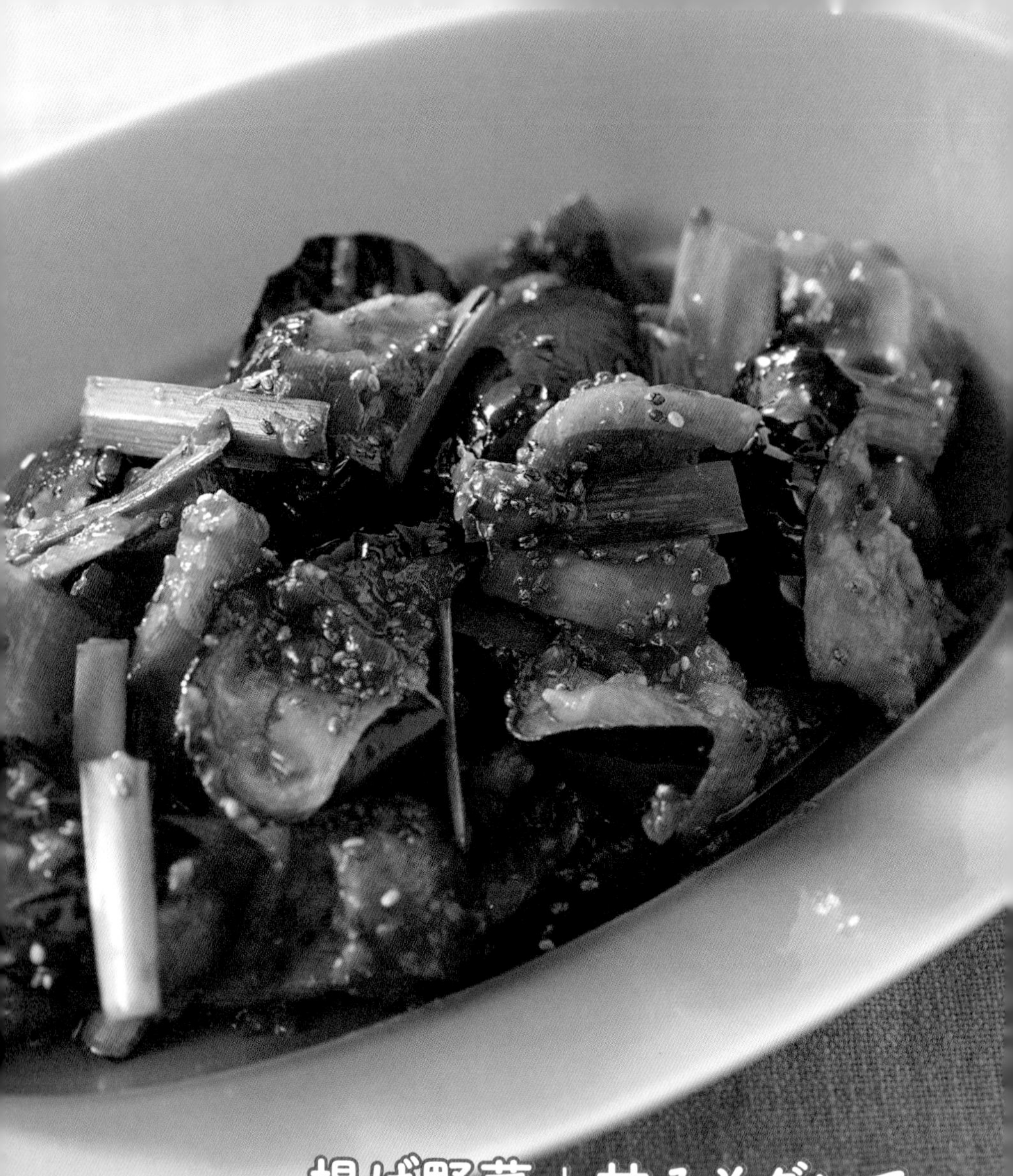

揚げ野菜＋甘みそダレで、
こってりおいしいおかずに

甘みそダレを使ったレシピ❸

揚げなすとれんこんのチアシードあえ

約189 kcal［1人分］

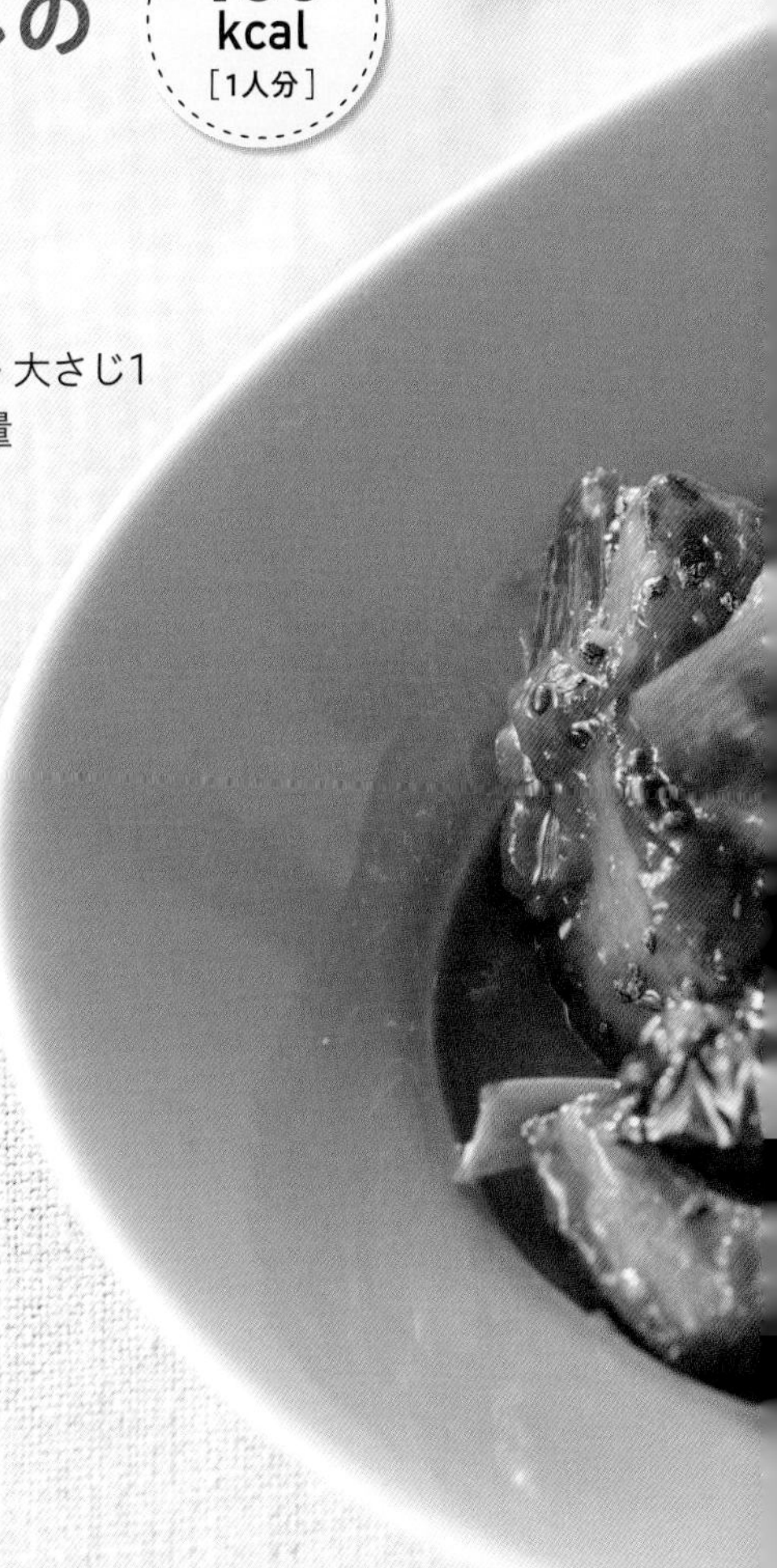

材料（2人分）

- **甘みそダレ** …… 大さじ1
- なす …… 1本
- れんこん …… 5cm
- にら …… 3本
- チアシード …… 大さじ1
- 揚げ油 …… 適量

作り方

1 なすとれんこんは乱切りにする。にらは3cm幅に切る。

2 180℃に熱した揚げ油で、なすとれんこんを素揚げにする。

3 ボウルに甘みそダレとチアシードを混ぜ合わせ、揚げたての**2**とにらを入れてあえる。

POINT

チアシード＋みそのダブル作用で腸活にも効果あり

食物繊維が多く含まれるチアシードとみその効果で、腸内環境も整います。なすとれんこんは、熱々のうちにあえるのがコツです。

スタミナ焼き肉のタレ

約211 kcal
[100gあたり]

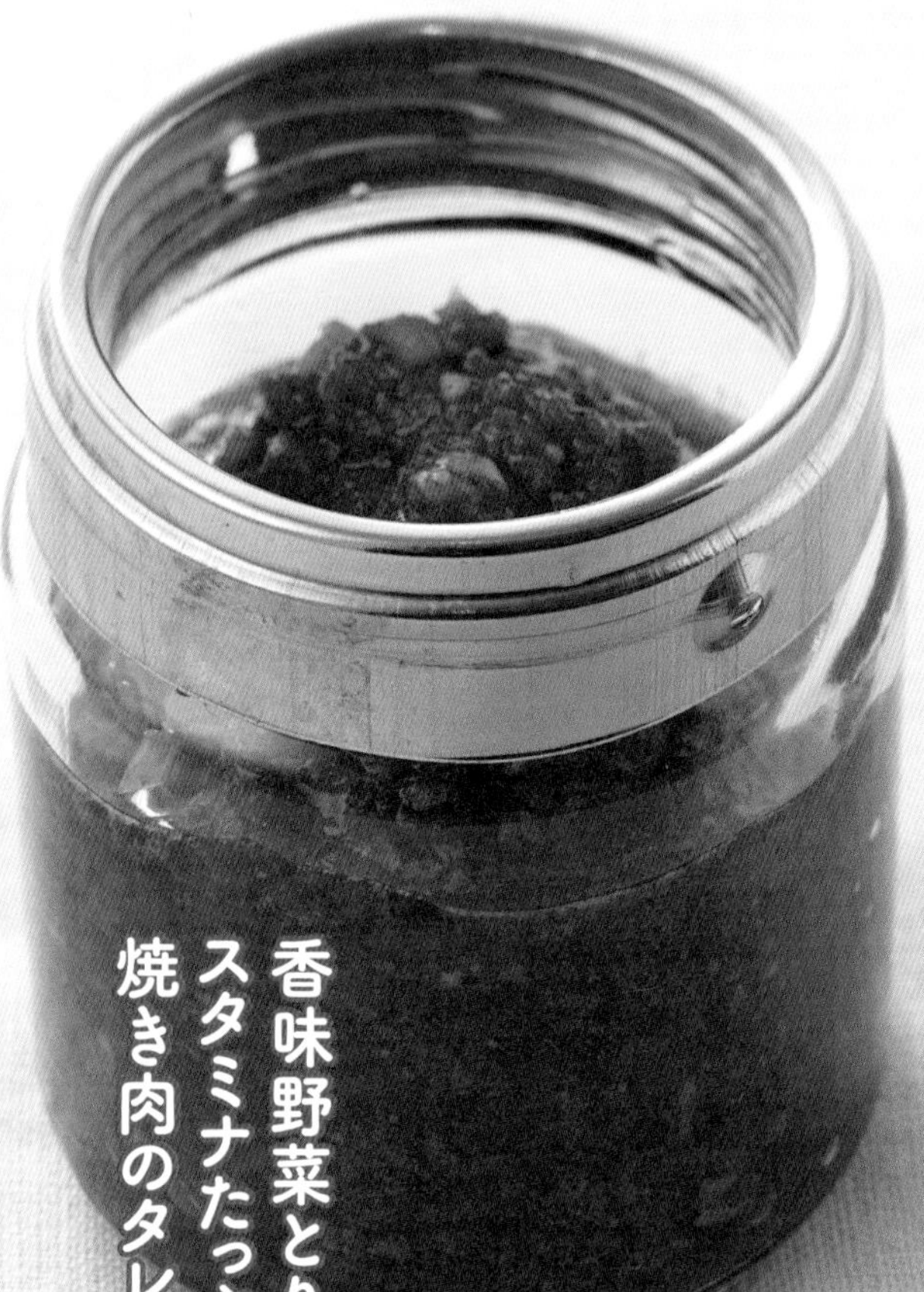

香味野菜とりんごで作る、
スタミナたっぷりの
焼き肉のタレ

材料（作りやすい分量）

にんにく …… 1かけ
しょうが …… 1かけ
りんご …… 1/8個
ねぎ …… 1/4本

A
- **オメガ3油** …… 大さじ1
- しょうゆ …… 大さじ1と1/2
- みりん …… 大さじ1/2
- 砂糖 …… 大さじ1/2
- 白すりごま …… 大さじ3
- 粉とうがらし …… 小さじ1

作り方

1 にんにく、しょうが、りんごはすりおろす。ねぎはみじん切りにする。
2 ボウルに 1 と A を入れて、よく混ぜ合わせる。

POINT

甘辛ダレでごはんが進む！自家製焼き肉のタレ

たっぷりの香味野菜とりんごで作る、自家製の焼き肉のタレ。お好みで粉とうがらしの量を増やせば、辛口のタレにも調整できます。

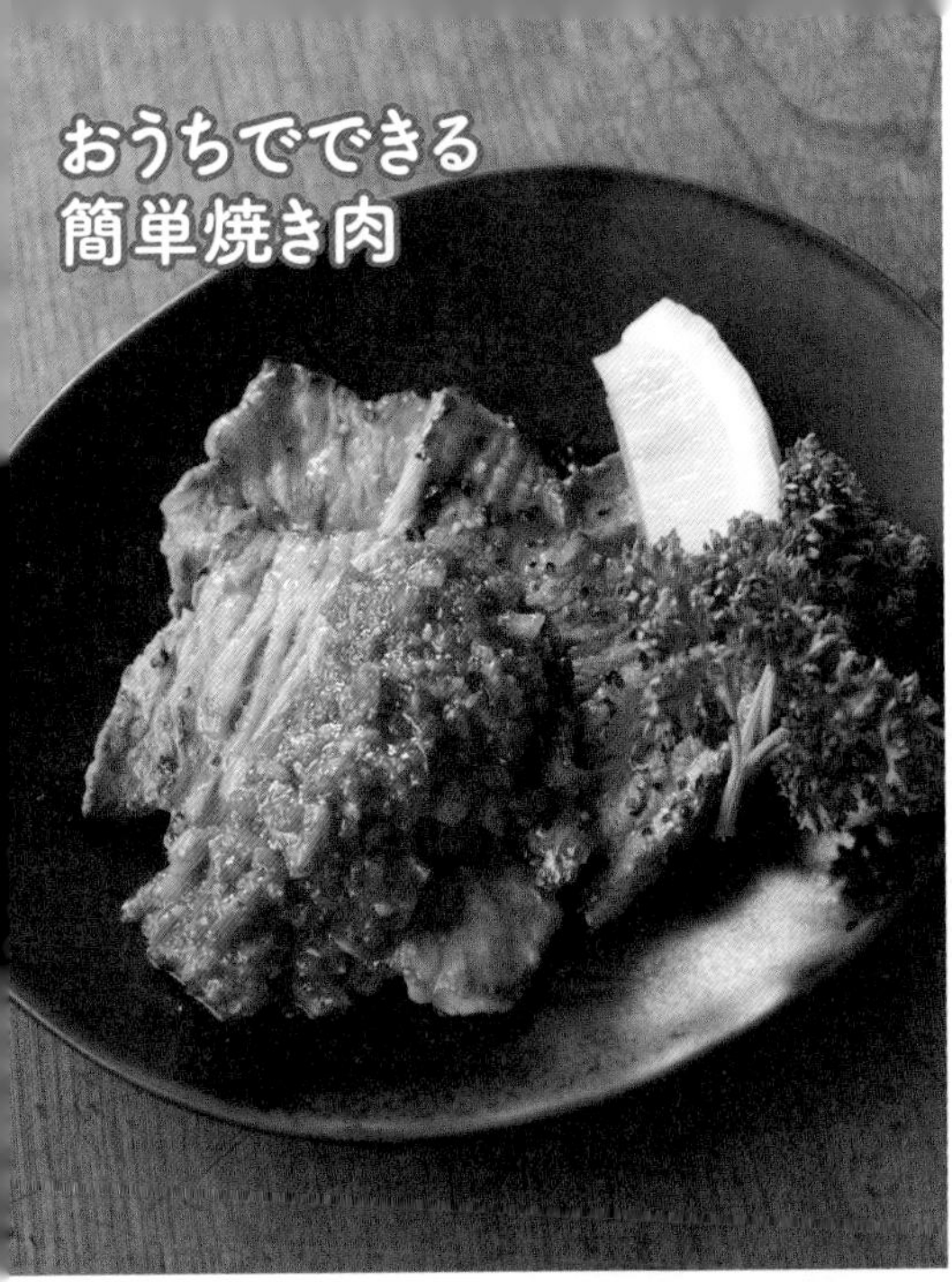
おうちでできる
簡単焼き肉

かけるだけ!

スタミナ焼き肉のタレを使ったレシピ❶

牛焼き肉

焼き肉用の牛肉を焼いて、自家製焼き肉のタレをかけるだけ。お好みで黒こしょうをふるのもおすすめ。パセリやレモンを添えると、彩りも美しくなります。

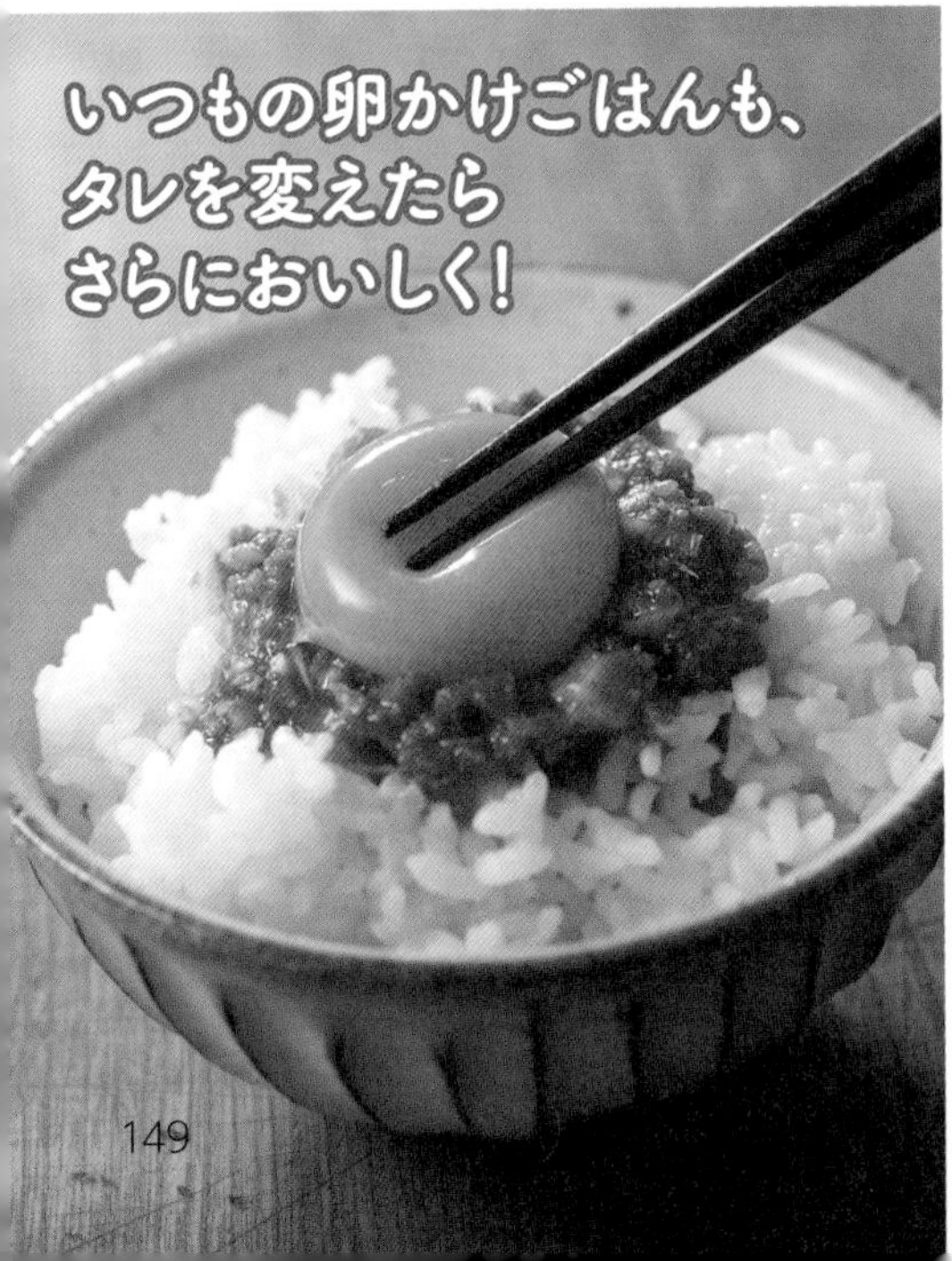
いつもの卵かけごはんも、
タレを変えたら
さらにおいしく!

かけるだけ!

スタミナ焼き肉のタレを使ったレシピ❷

卵かけごはん

ごはんに卵黄をのせ、スタミナ焼き肉のタレをかけた卵かけごはん。卵黄は良質のたんぱく源で、栄養もたっぷり。食べる際は卵黄をつぶして、タレとよく混ぜ合わせて。

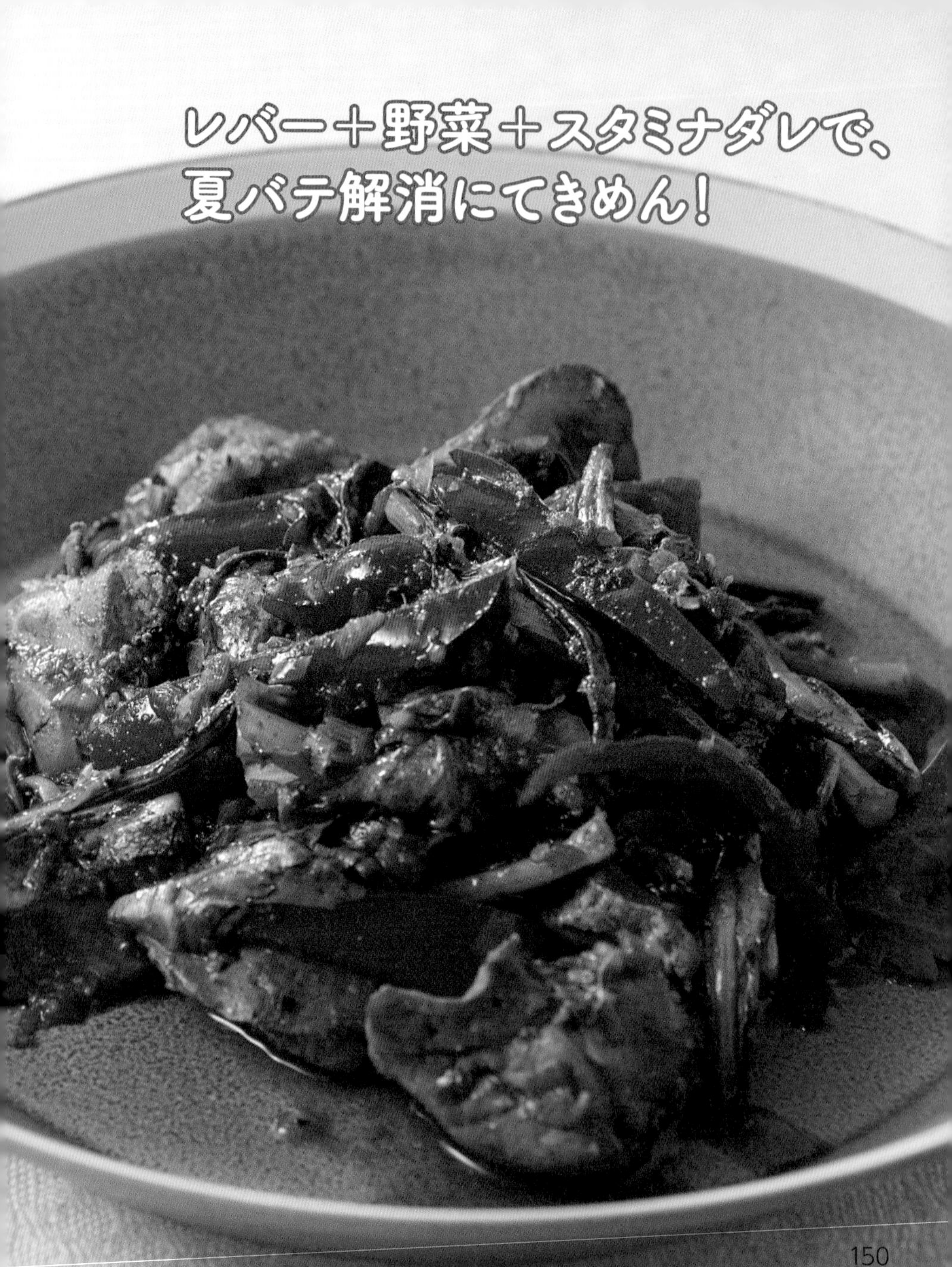
レバー＋野菜＋スタミナダレで、
夏バテ解消にてきめん！

スタミナ焼き肉のタレを使ったレシピ❸

レバーと赤ピーマンと春菊の炒めもの

約168 kcal［1人分］

材料（2人分）

スタミナ焼き肉のタレ …… 大さじ2
鶏レバー …… 100g
A 酒 …… 大さじ1
A 塩 …… 少々
A 黒こしょう …… 少々
赤ピーマン …… 1個
春菊 …… 1/2束
ごま油 …… 大さじ1

作り方

1 レバーは一口大に切り、水でよく洗い、Aで下味をつける。赤ピーマンは乱切りにする。春菊は3cm幅に切る。

2 フライパンにごま油を入れて中火で熱し、レバーを炒める。赤ピーマンを加えてさらに炒め、全体に火が通ったところでスタミナ焼き肉のタレ、春菊を加え、さっと炒めて火を止める。

POINT

鉄分豊富な鶏レバーは、貧血予防にも!

鶏レバーの鉄分含有量は、食品全体でもトップクラス。焼き肉のタレと混ぜ合わせることで臭みも気にならず、おいしくいただけます。

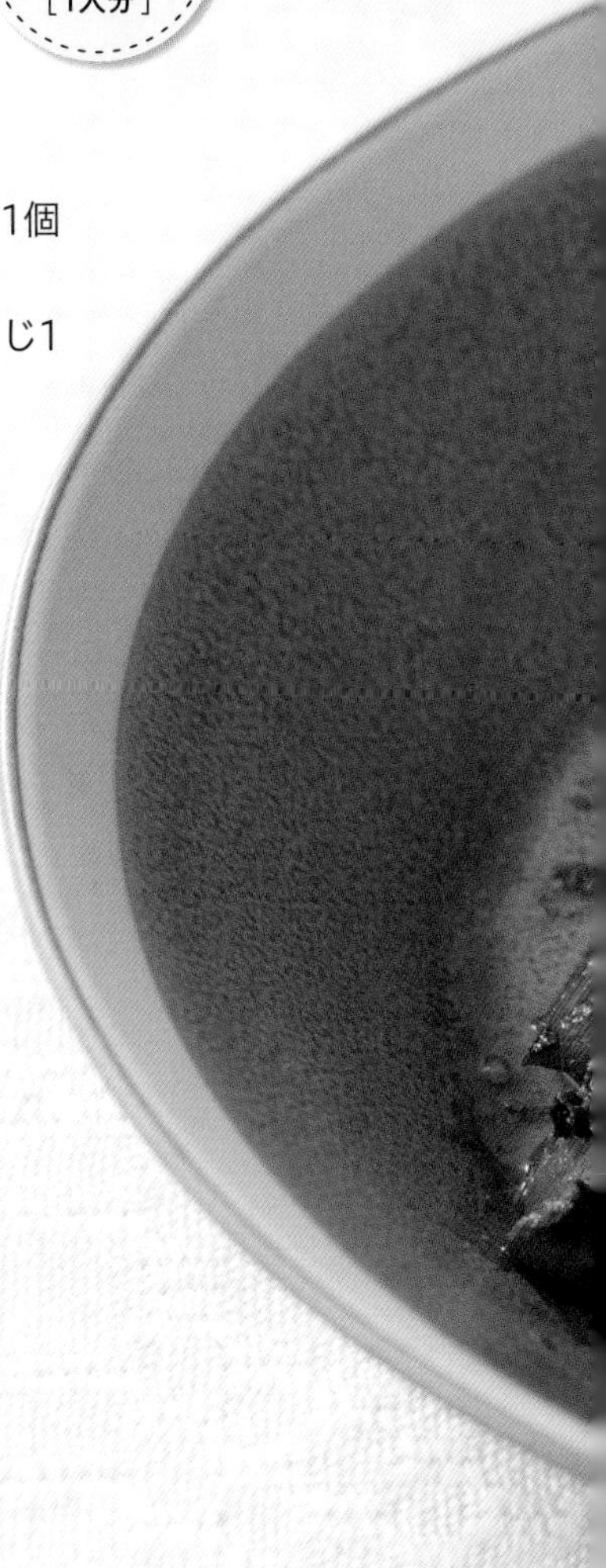

くるみドレッシング

約444kcal［100gあたり］

材料（作りやすい分量）

オメガ3油 …… 大さじ1
くるみ …… 30g
レモン汁 …… 大さじ1
砂糖 …… 小さじ1
めんつゆ（3倍濃縮） …… 大さじ1

作り方

1 くるみは細かく刻む。
2 ボウルにすべての材料を入れ、よく混ぜ合わせる。

くるみの食感も楽しめる
健康効果抜群のドレッシング

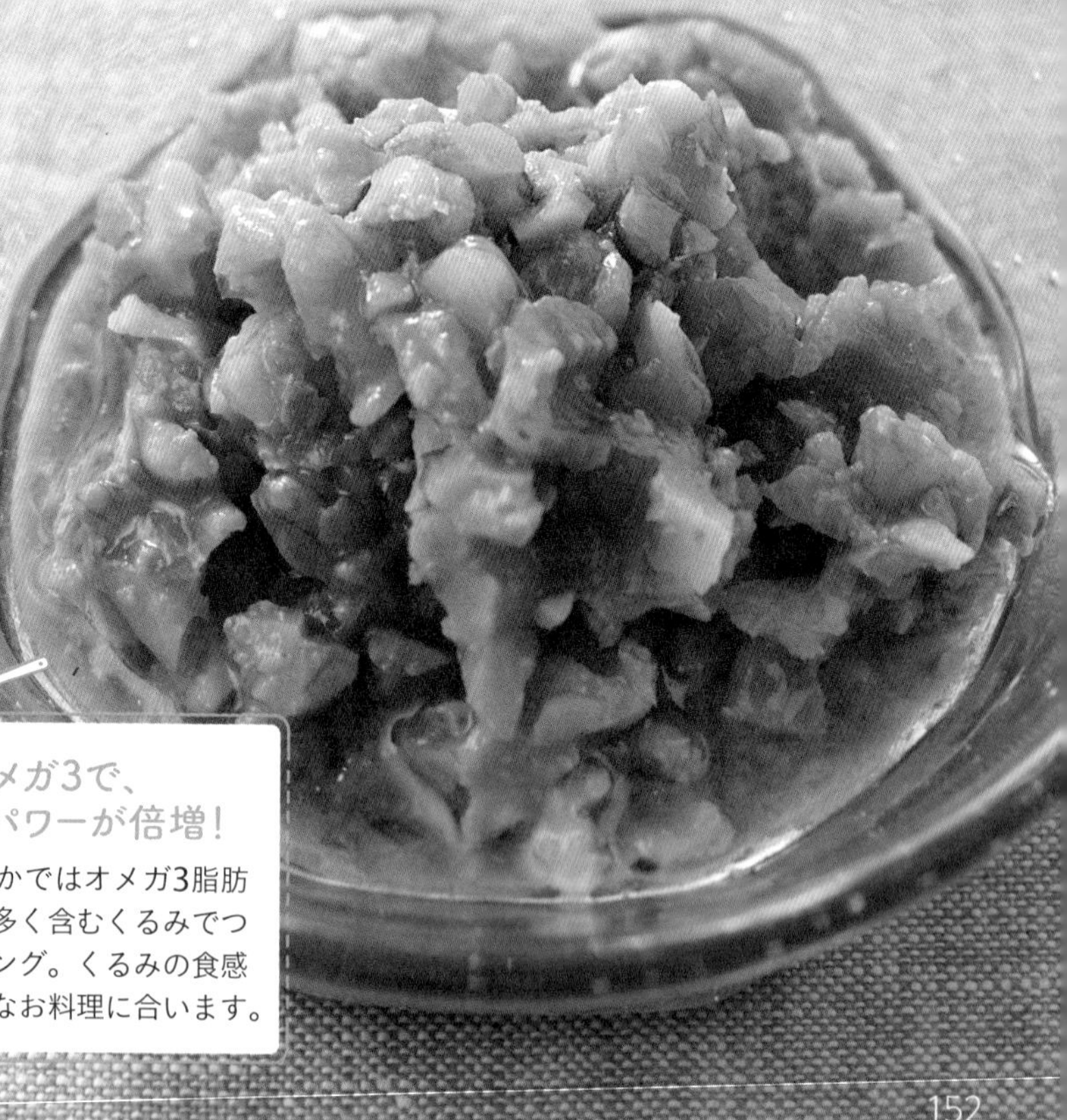

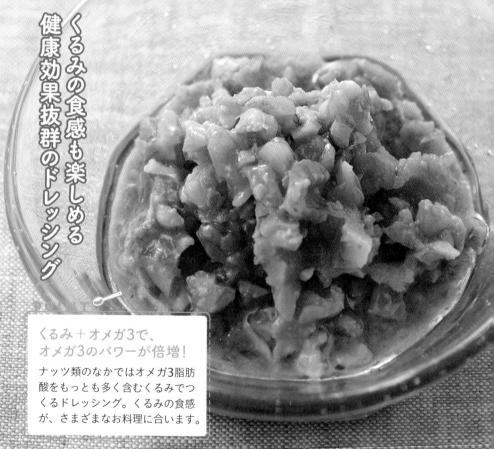

くるみ＋オメガ3で、オメガ3のパワーが倍増！

ナッツ類のなかではオメガ3脂肪酸をもっとも多く含むくるみでつくるドレッシング。くるみの食感が、さまざまなお料理に合います。

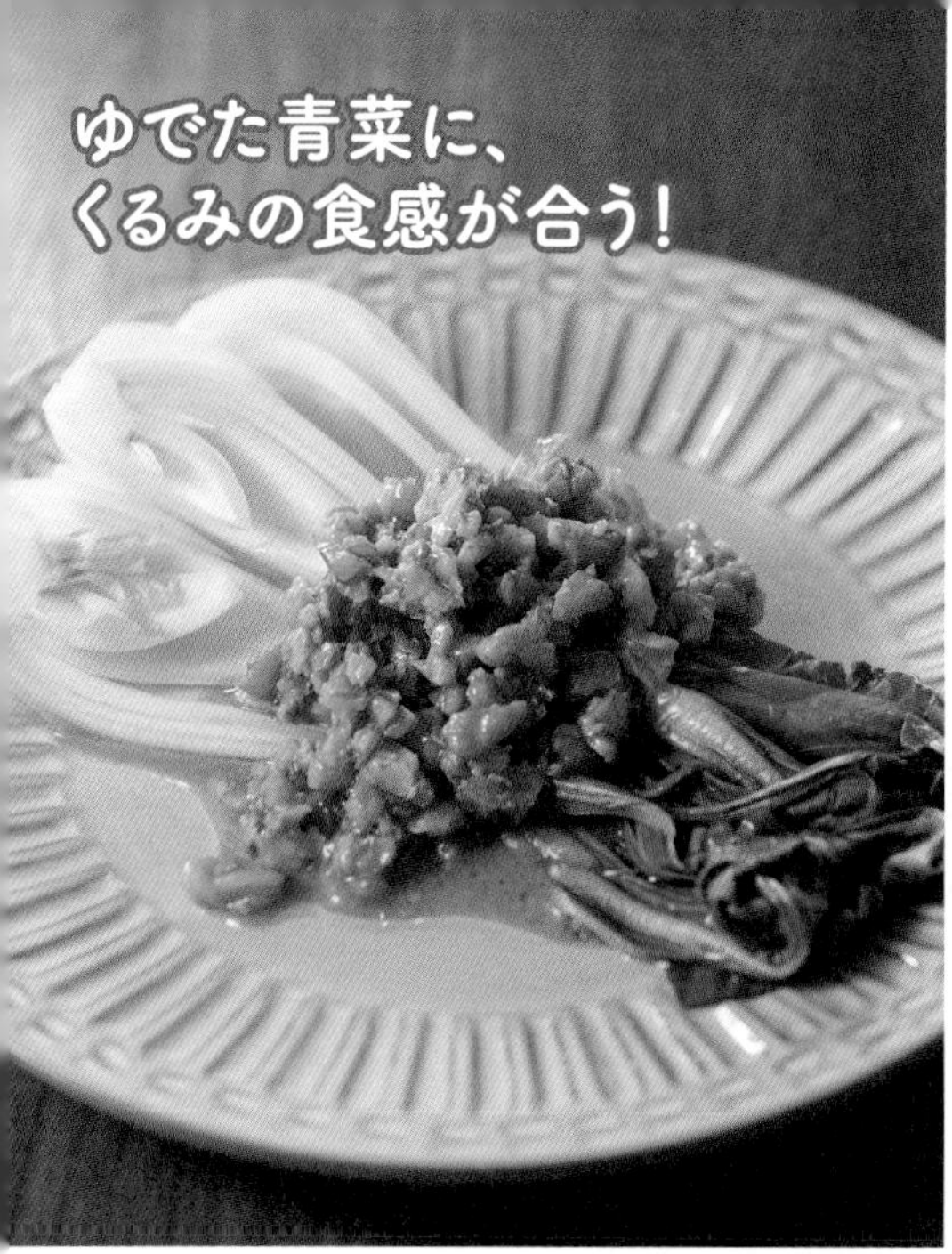
ゆでた青菜に、
くるみの食感が合う！

かけるだけ！

くるみドレッシングを使ったレシピ❶

ゆでチンゲン菜

ゆでたチンゲン菜にくるみドレッシングをかけるだけ。チンゲン菜はカリウムやカルシウム、β-カロテンなどを豊富に含んでおり、骨を丈夫にし、健康を維持するほか、生活習慣病の改善にも効果が期待できます。

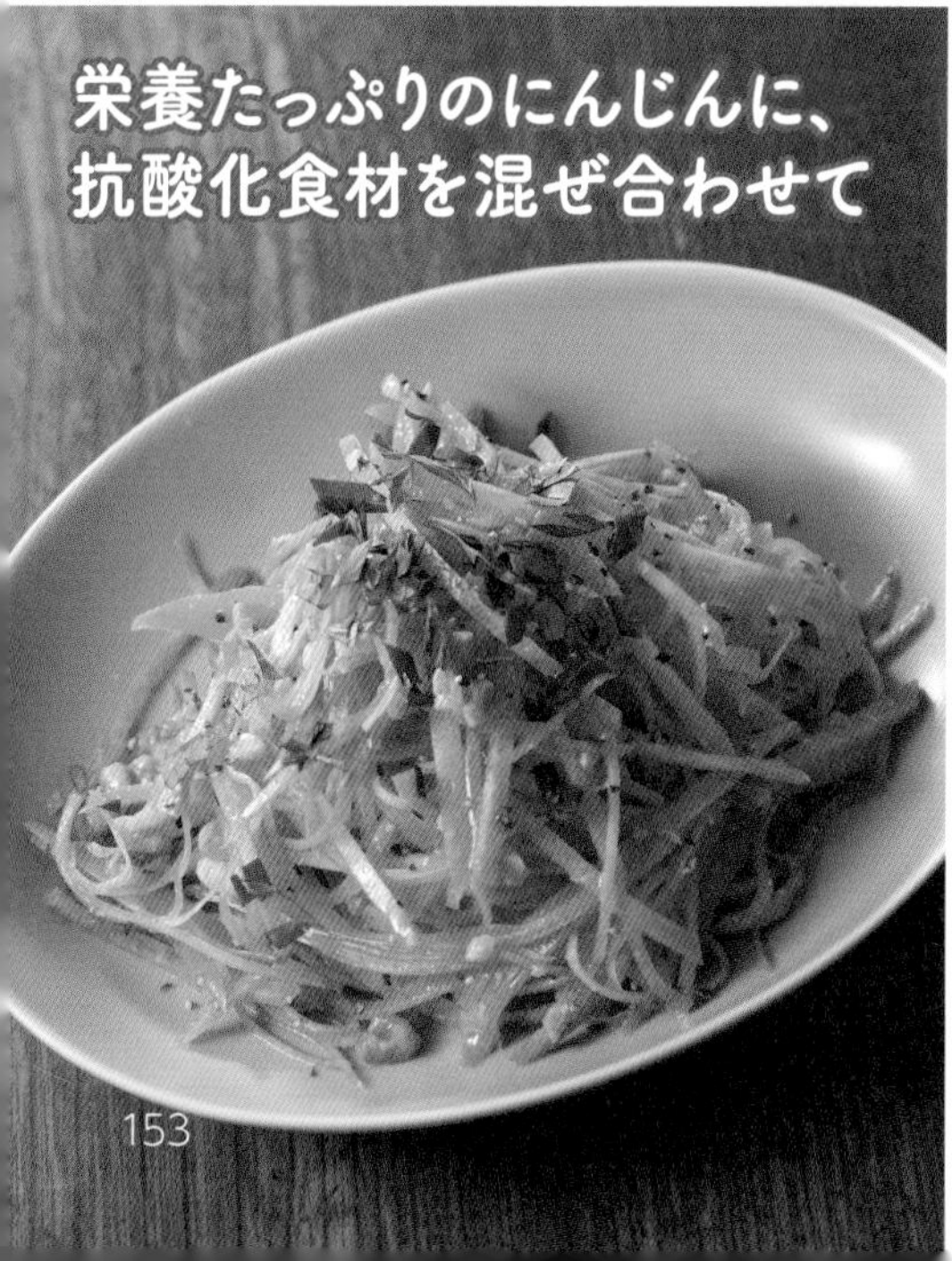
栄養たっぷりのにんじんに、
抗酸化食材を混ぜ合わせて

あえるだけ！

くるみドレッシングを使ったレシピ❷

にんじんサラダ

千切りにしたにんじんに、イタリアンパセリとくるみドレッシングを混ぜ合わせて。にんじんに含まれるβ-カロテンは、体内でビタミンAに変わり、粘膜の保護や免疫力を高める効果あり。

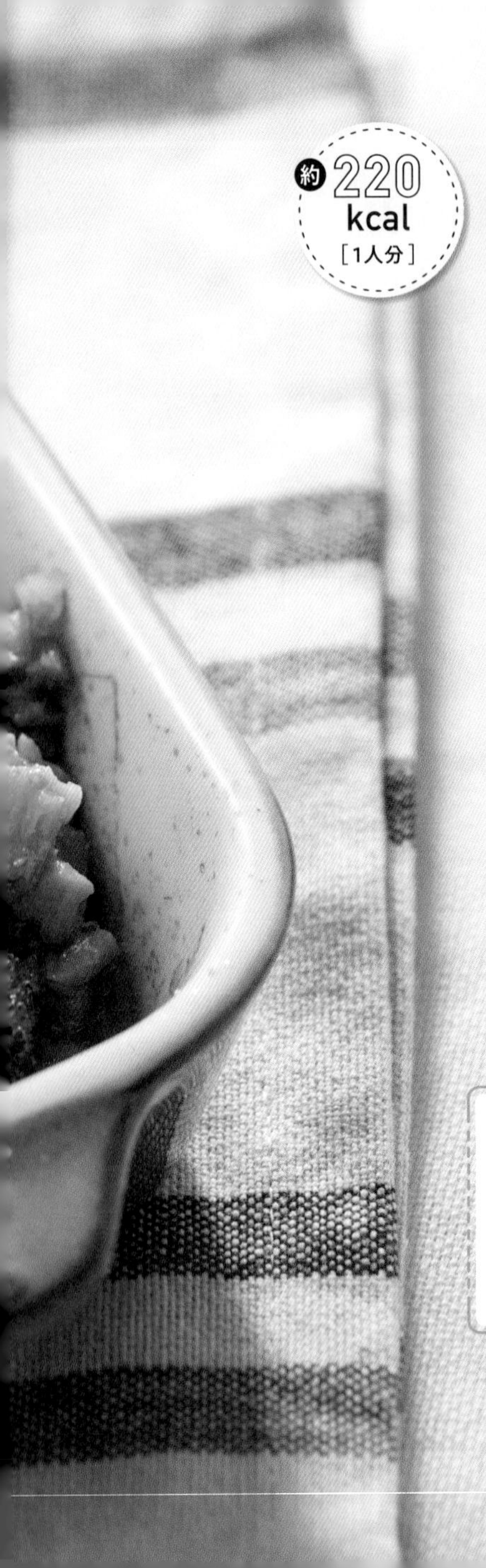

約220kcal［1人分］

くるみドレッシングを使ったレシピ❸

ブロッコリーとベーコンのトースター焼き

材料（2人分）

くるみドレッシング …… 大さじ1
ベーコン …… 2枚
ブロッコリー …… 1株
塩、黒こしょう …… 各少々
エクストラバージンオリーブオイル …… 大さじ1

作り方

1 ベーコンは1cm幅に切る。ブロッコリーは小房に分ける。
2 1を耐熱皿に並べ、塩、こしょう、オリーブオイルを回しかける。
3 オーブントースターで7〜8分焼き、くるみドレッシングをかける。

POINT

栄養価の高いブロッコリーは、手に入りやすくて便利なお野菜

ブロッコリーはビタミンCをはじめ、葉酸、ビタミンE、カリウムなど、栄養たっぷり。焼いたブロッコリーにくるみの食感がぴったりです。

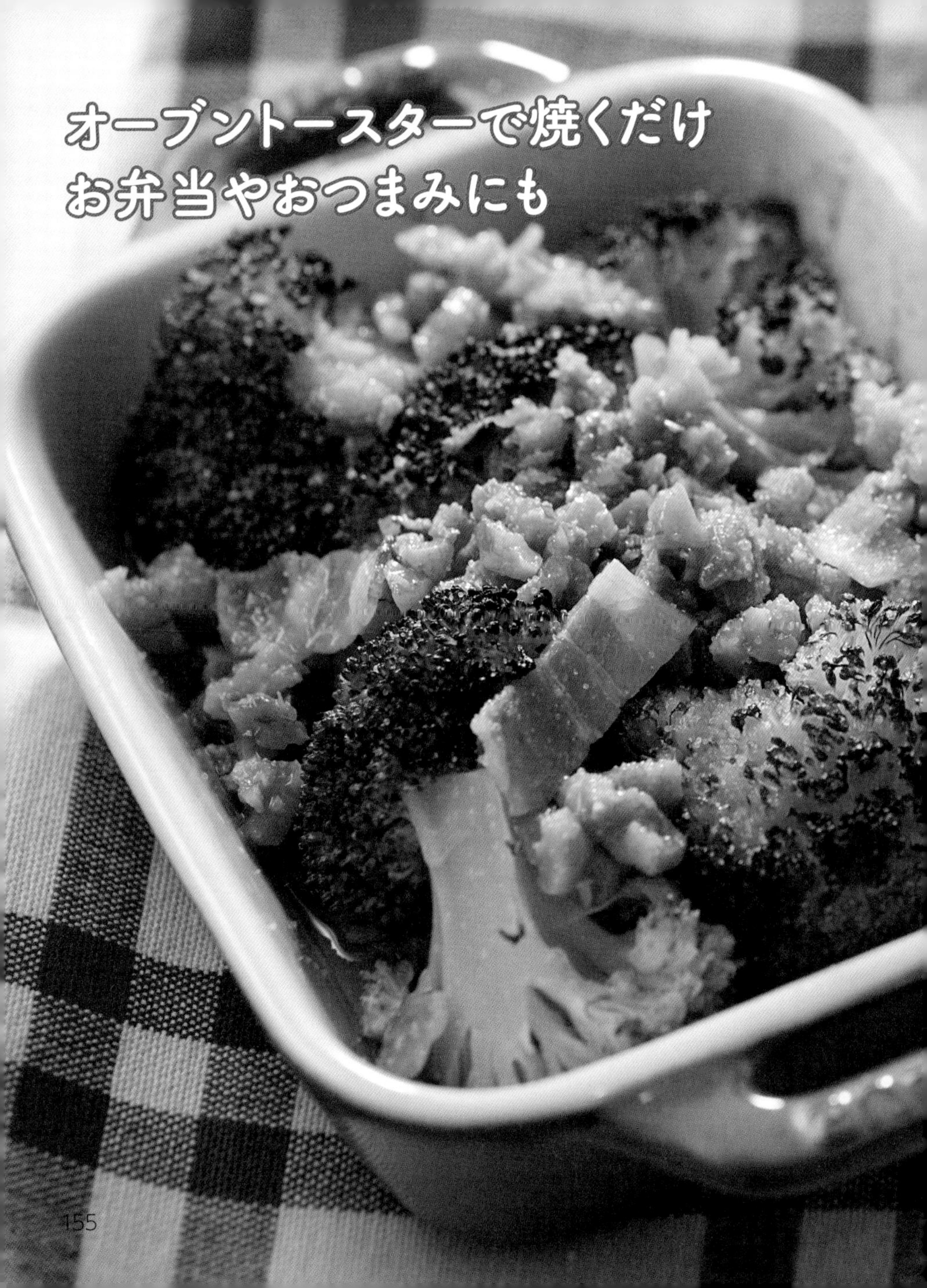
オーブントースターで焼くだけ
お弁当やおつまみにも

ゆずこしょうおろしソース

約 85 kcal [100gあたり]

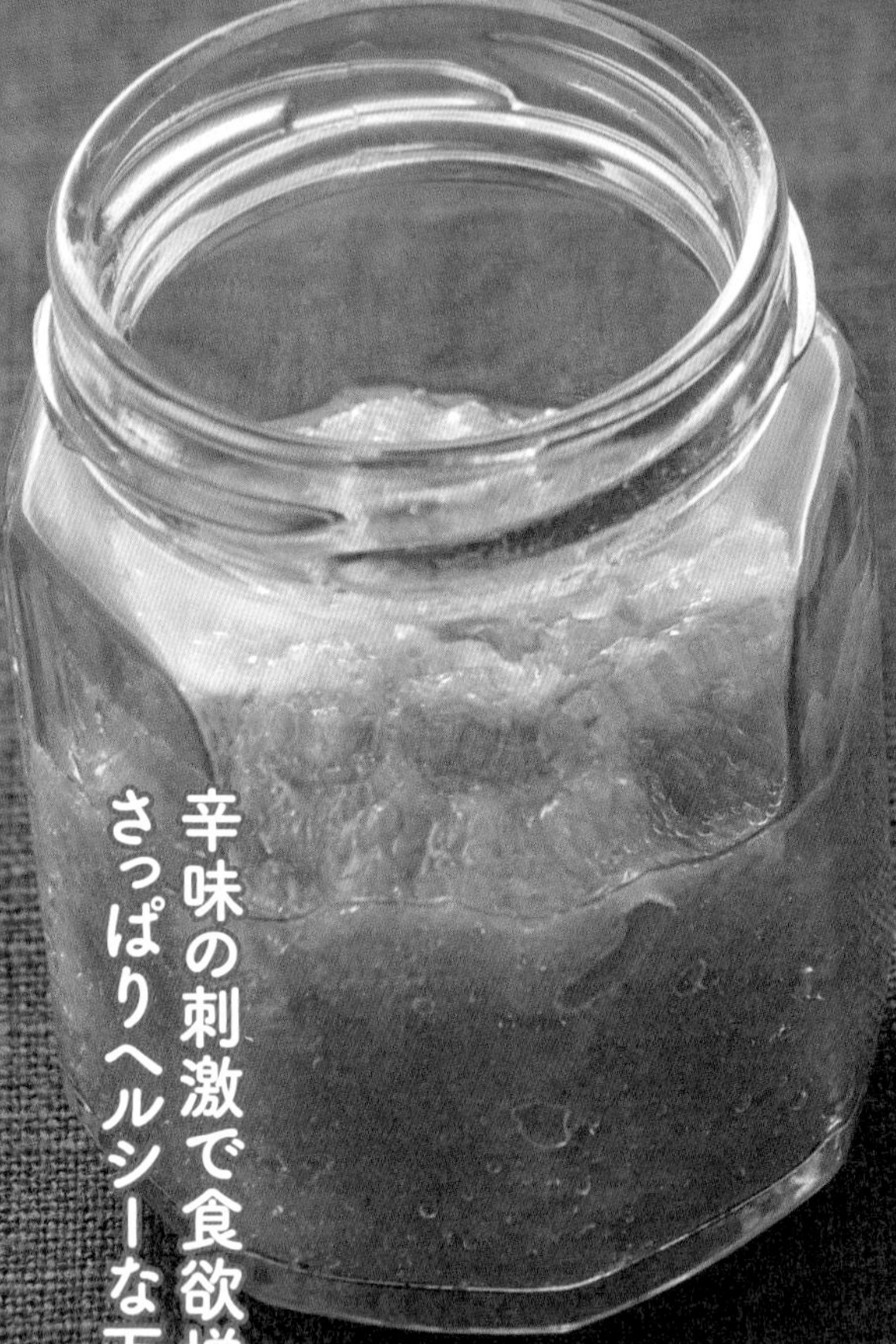

辛味の刺激で食欲増進
さっぱりヘルシーな万能ソース

材料（作りやすい分量）

<u>オメガ3油</u> …… 大さじ1
大根 …… 3cm
ポン酢 …… 大さじ2
ゆずこしょう …… 大さじ1

作り方

1 大根をおろし、水けをきる。
2 ボウルに 1 と残りの材料を入れ、よく混ぜ合わせる。

POINT

大根おろしの栄養をたっぷり摂取できる万能ソース

大根に含まれる辛味成分、イソチオシアネートには、強い抗菌作用あり。整腸作用の効果もあり、胃腸の健康保持には欠かせません。

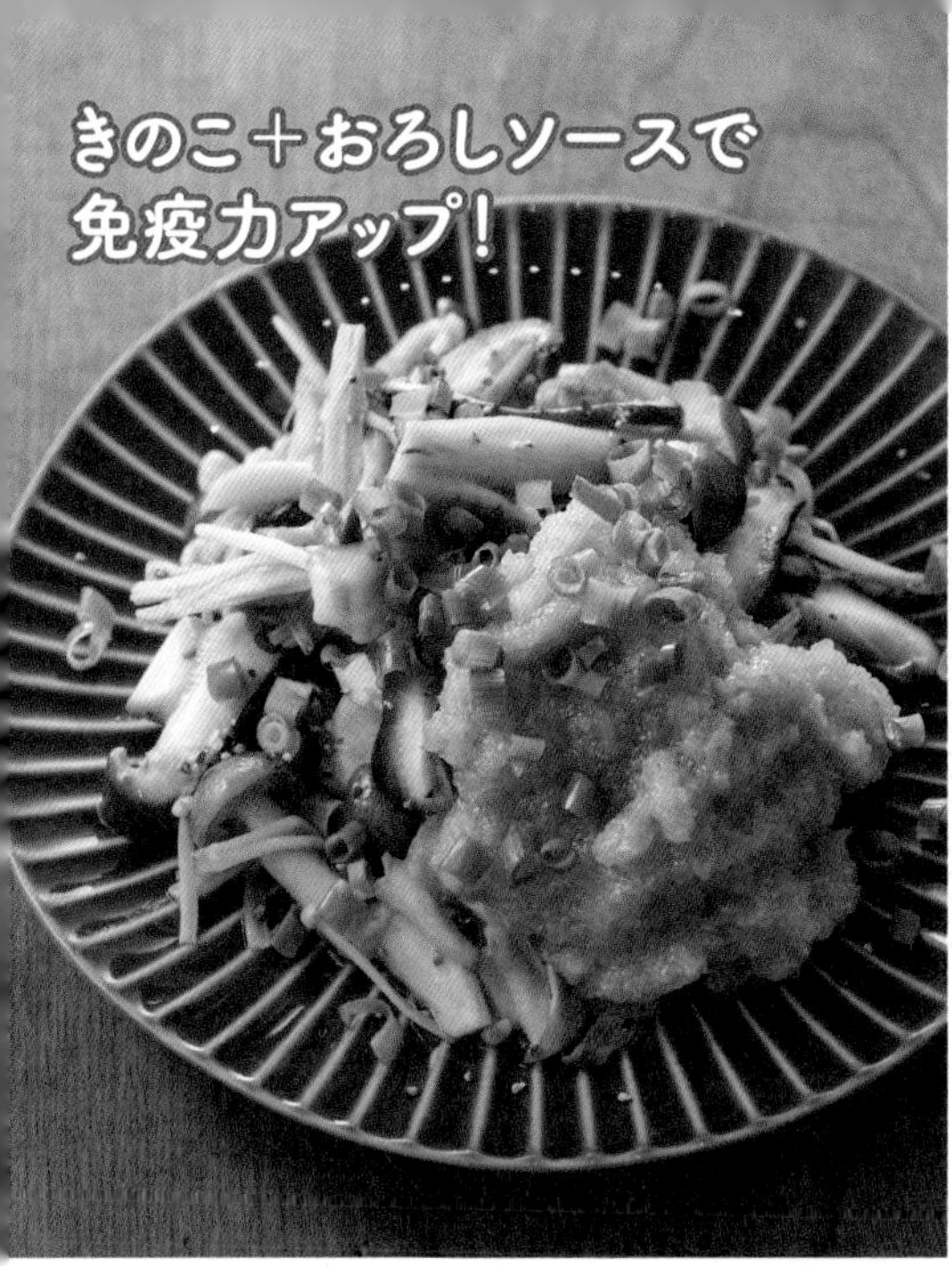
きのこ＋おろしソースで
免疫力アップ！

かけるだけ！

ゆずこしょうおろしソースを使ったレシピ❶

きのこのあえもの

炒めたきのこにゆずこしょうおろしソースをかけて。小ねぎはお好みで。きのこには免疫力を高める健康効果があり、おろしソースと合わせることで健康保持にも役立ちます。

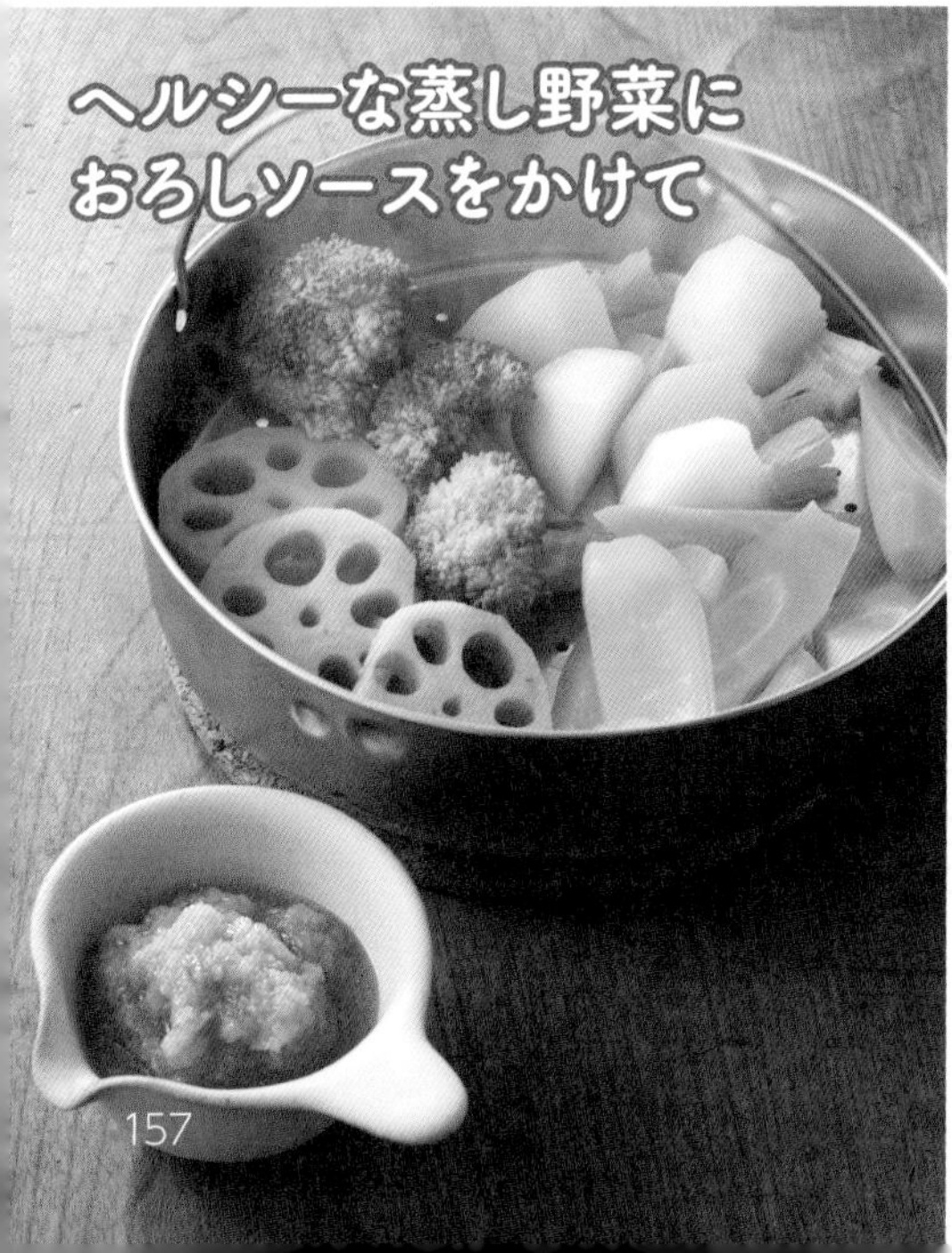
ヘルシーな蒸し野菜に
おろしソースをかけて

かけるだけ！

ゆずこしょうおろしソースを使ったレシピ❷

蒸し野菜

れんこん、にんじん、ブロッコリー、かぶ、パプリカを蒸したものに、ゆずこしょうおろしソースをかけて。野菜を蒸すだけで栄養がたっぷりとれる、ヘルシーなレシピです。

旬の時期に食べたい
菜の花とツナの絶品パスタ

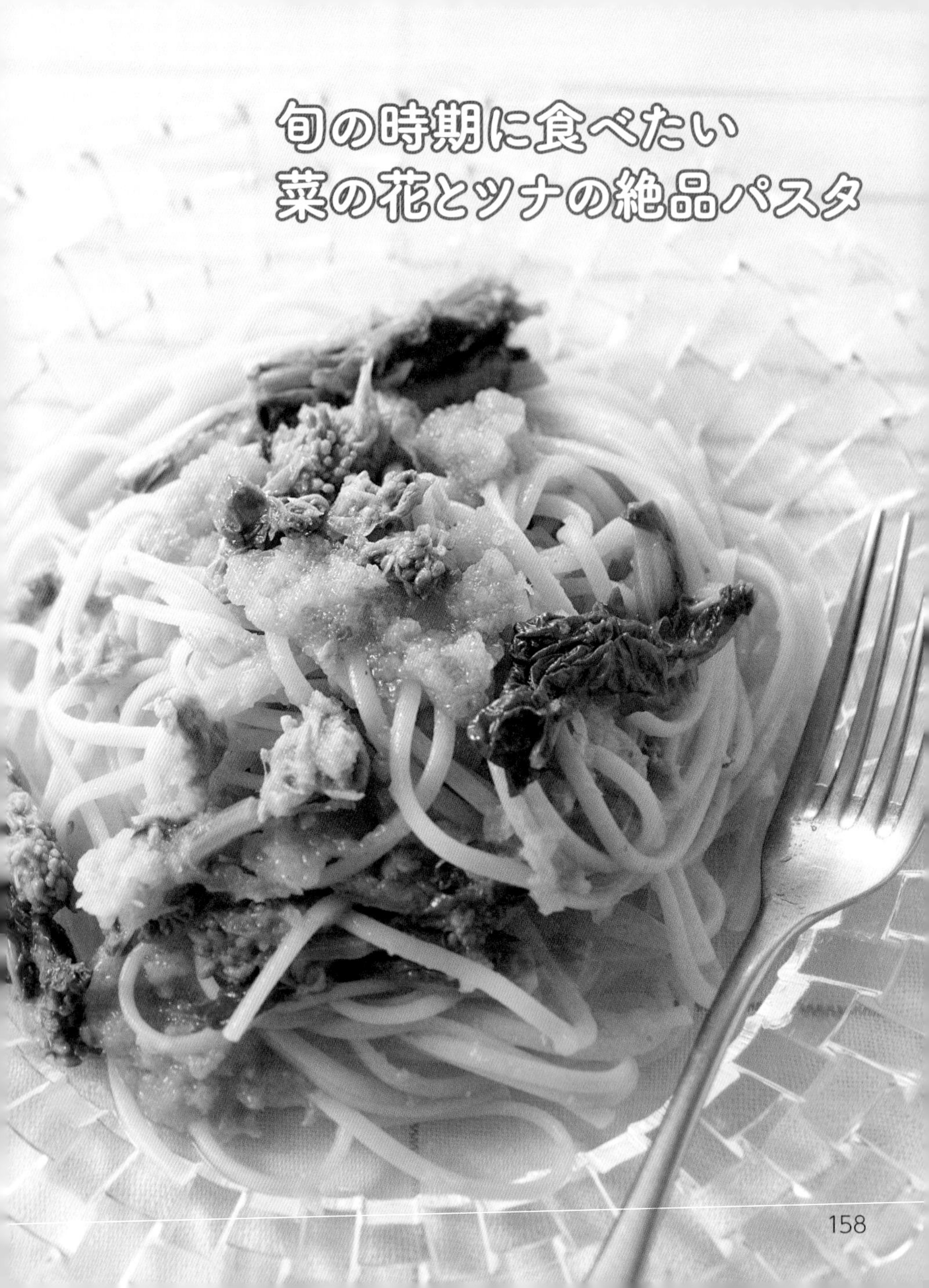

ゆずこしょうおろしソースを使ったレシピ ❸

菜の花とツナの冷製パスタ

約447kcal［1人分］

材料（2人分）

ゆずこしょうおろしソース …… 大さじ2
スパゲッティ（細めのもの） …… 160g
ツナ缶 …… 1缶
菜の花 …… 1/2束

作り方

1 菜の花は塩（分量外）を入れた熱湯で2分ほどゆで、3cm幅に切る。ツナは汁けをきっておく。
2 鍋にたっぷりの湯を沸かし、スパゲッティを袋の表示通りにゆで、水でさっと洗う。
3 1と2にゆずこしょうおろしソースを加え、ざっくりとあえて器に盛りつける。

POINT

ツナ＋菜の花の力で感染症予防にも!

良質のたんぱく源であるツナに加え、菜の花はβ-カロテンやE、Cなど抗酸化ビタミンが多く含まれます。ツナのビタミンDと合わせて免疫力を高める効果もあります。

第4章

こんなときはどうする!?

油のことがもっとわかるQ&A

スーパーに並ぶたくさんの油。
選び方や使い方に迷ったときは、
この章を読んでスッキリ解決!

Q オメガ3はいつ摂るのが効果的？

A

いつ食べなくちゃ、という考えにとらわれることなく、1日3食のなかでいつでも食べていただきたいというのが本音です。それでもあえていうのであれば、朝の空腹時に摂ると身体へ効率よく吸収されると考えられます。

食事のはじめでも途中でも、食べる順番は関係ありません。順番よりも、良質なたんぱく質と一緒に摂ることを意識してください。魚はそれ自体がたんぱく質でEPAやDHAをダイレクトに摂れるという点からも、もっとも効率のいい食材です。

えごま油やアマニ油からオメガ3を摂取するときは、豆腐とわかめのみそ汁、納豆など大豆製品にかけて食べると手軽でバランスのいい食事になるでしょう。

Q オメガ3を摂ってアレルギーになることはない？

A

アレルギーは主にたんぱく質が原因で発症するので、油が原因でアレルギーが引き起こされたという症例は聞いたことがありません。ただし、原材料や精製の仕方などに問題のある質の悪い油や酸化した油を継続的に摂取した場合に、身体にどのような負担がかかるのかはわからないので、質のいい油を選び、冷蔵庫で保存して1カ月程度で使い切ることを心がけましょう。

Q 魚からオメガ3を効率的に摂取できる調理法は？

A

調理法別のオメガ3の残存量を参考にしてください。

刺身　100％
焼き魚　フライパン90％　グリル80％
フライ　60％
煮魚　油が溶け出した煮汁まで残さず摂ると100％（塩分は薄めに）

Q お肉からオメガ3は摂れないのですか？

A

最近、スーパーなどで見かけるようになった「牧草牛（グラスフェッドビーフともいいます）」は、オメガ3と6の比率がおよそ1対2で理想的なバランスです。一般的な牛肉は穀物をエサにしているため、バランスが1対8～10と圧倒的にオメガ6が多く、オメガ3はほとんど摂れませんが、昔ながらの牧草をエサにした牧草牛からはオメガ3を摂ることができます。

国をあげてオメガ3の研究に取り組んでいるフランスでは、お肉屋さんで牧草牛が普通に手に入ります。日本では、ニュージーランド、ウルグアイから輸入されたものが主流で、現在は購入できる場所は限られてしまうかもしれません。

牧草牛のオメガ3と6のバランスはとてもいいのですが、含有量で比べると魚にかなわないので、効率的に摂るという意味では魚のほうがいいでしょう。

Q オメガ3も摂りすぎたら、健康によくないですか？

A

日本において摂りすぎを原因とした症例の報告は今のところありませんが、北極圏で暮らすイヌイットの人々はオメガ3を1日およそ14グラム（日本人の摂取目安量の約7倍）摂取しているため、鼻血やケガの際の血が止まりにくいといった報告があります。また、やはり「油」ですので、1日に必要な油の摂取目安量（成人女性45～65グラム、成人男性65～85グラム）を超えると、肥満のリスクが高まるので気をつけましょう。

Q 薬と併用しても大丈夫ですか？

A

オメガ3は食品ですので、薬に影響を与えることはありません。オメガ3の作用は、身体の調子をベストな状態にするというものなので、通常の摂取では弊害はないと考えていいでしょう。

Q オメガ3は加熱調理できないの？

A

えごま油やアマニ油は、200度を超えると一気に気化して、ツンとしたイヤな匂いが発生します。また、EPAやDHAに変換されるα-リノレン酸の成分も壊れてしまうので、高温の長時間加熱はオススメできません。ただし、温かいスープや料理に仕上げとして入れる程度では、酸化は進まないので、ご安心を。

Q 子どもにえごま油やアマニ油を飲ませても大丈夫？

A

子どもは大人に比べて、α-リノレン酸からEPA、DHAに変換する力が弱いので、やはり、魚からオメガ3を摂取するのがもっとも効率的なのは間違いありません。ですが、魚嫌いなお子さまや、日常的にオメガ3を補充するという意味では、えごま油やアマニ油はたいへんいいものなので、お子さまの様子を見ながらいつものお料理にかけて召し上がるのがいいと思います。

Q えごま油やアマニ油はどこに保存すればいいの？

A

開栓前は常温保存で。ただし、日光が当たると酸化しやすくなるので、台所の棚や流しの下などの冷暗所に保管してください。開栓後は酸化しやすくなるので、冷蔵庫に保存してください。

Q えごま油の瓶には褐色のものと透明なものがあります。どっちを選べばいい？

A

消費期限を守ればどちらも問題ありません。透明な瓶は開封後、光による酸化が起こる場合もあるので、どちらの瓶でも冷暗所に保管するようにしましょう。

Q えごま油やアマニ油の選び方を教えてください

A

①「生搾り」や「低温圧搾（コールドプレス）」（40度以下の低温で搾る製法）のものがオススメです。栄養、香り、色が本来のまま抽出され新鮮です。濃い黄色で独特の苦味があります。α－リノレン酸は熱で酸化するため、油を搾る際に高温になったものや焙煎してから搾られたものはオススメしません。「生搾り」や「低温圧搾（コールドプレス）」以外なら、化学的なものを使わずに不純物を精製することで劣化を防いでいるメーカーのものを選びましょう。安全な原料、安全な製法で作られているか、品質を確かめて見つけてください。

②α－リノレン酸の含有量が60％前後のものを選びましょう。えごま油やアマニ油に含まれるα－リノレン酸の含有率が60％以上ならば、小さじ1杯（約4グラム）で1日分のオメガ3量（1・6～2・4グラム）を補うことができます。

③1カ月で使い切れる大きさのものを選びましょう。えごま油、アマニ油は空気に触れると酸化しやすく、味や香りが変わりやすいので、開封して1カ月ほどで食べ切れるサイズのものを選びましょう。

Q オメガ3はサプリメントから摂取してもいいですか？

A

もちろん、問題ありません。しかし、サプリメントの品質は本当にさまざまなので、品質をよく見極めてからの購入をおすすめします。また、ご高齢の方のなかにはサプリメントを飲み込みにくい方もいらっしゃいますのでご注意ください。

Q 魚の代わりに缶詰を利用しても大丈夫？

A

もちろん、大丈夫です。さば缶、いわし缶、さんま缶など、手軽にオメガ3を摂取できる優秀食材です。気をつけていただきたいのは、ツナ缶です。魚の良質なたんぱく質は摂取できますが、残念ながらオメガ3の含有量はあまり多くありません。それは、ボイルした煮汁を捨てるなど、ツナ缶の製造工程においてオメガ3が減ってしまうからなのです。この点だけご注意ください。

Q

魚介類を頻繁に食べるのは、水銀の影響が気になります

A

食物連鎖の過程で水銀が蓄積されていくので、まぐろやかじきなど大きな魚になるほど、高い濃度の水銀が含まれていきます。

ただし、これらの魚も毎日摂り続けるなど、偏食しなければ大丈夫です。

それでも気になるようであれば、あじ、いわし、さばなど小型の魚を食べましょう。小魚は毎日必要量を摂っても水銀の影響はないといわれていますし、小魚を控えてEPAやDHAの摂取量が減ってしまうことのほうが大問題です。

Q

ココナッツオイルは摂るべき？　摂らないべき？

A

ココナッツオイルは、ラードやバターなどと同じ「普通の脂肪酸チーム」の仲間です。

動物性脂肪と比べて素早くエネルギーになって体内に残りにくいなどといわれて

いますが、血中にブドウ糖があるとエネルギーとして燃焼しにくくなる性質があるため、日常的に糖質制限をしているような方が摂ると効果を発揮しやすいですが、一般的な食生活の方が摂りすぎると、エネルギーとして使われなかった分は体脂肪として蓄えられます。

加熱しても酸化に強いので、トランス脂肪酸で問題のマーガリンや、オメガ6の油の代替油として少量用いるくらいがいいでしょう。

Q ごま油とえごま油、名前が似ていますが、一緒ですか？

A

まったく違います。

名前が似ているというだけでえごまと同じオメガ3の効果を得られると間違えて購入される方も多いですが、えごまはシソ科、ごまはゴマ科ゴマ属のオメガ6の油です。注意しましょう。

Q ごま油を天ぷら油に使っていますが、大丈夫ですか？

A

ごま油はリノール酸といわれるオメガ6の油で、加熱しすぎると酸化しやすい油です。そのため、天ぷらなどの高温調理には向いていません。料理の仕上げにかけたり、あえたりする使い方が、本来望ましい摂り方です。

Q しそ油とえごま油は同じと聞いたことがあるのですが？

A

はい、同じものです。えごまはシソ科の植物で、青じそ（大葉）とよく似た葉をしているため、日本ではえごま油のことを「しそ油」と呼んだりすることもあります。ちょっとややこしいですけどね。

おわりに

現在、私はオメガ3が人々の身近な食材になるように、オメガ3オイル啓蒙家として活動しています。看護師として医療の最前線で働いていた当時、「この患者さんたちが重症で病院を訪れる前に、家族が悲しむ前に、なにか未然に防ぐ方法はなかったのだろうか」と、無力感やモヤモヤを感じていた時と同様に、今、痛感しているのは、まだまだオメガ3のことが世の中に知られていないということです。モヤモヤがまだ晴れていないのです。

こんな風に私がモヤモヤを抱いてしまうのには、私のこれまでの公私にわたる経験が影響しているのだと感じています。

じつは、私の父は、バリバリと働いていた49歳の時、突然脳梗塞を患い、仕事に一度も復帰することなく、その後寝たきりの状態を経て69歳で亡くなりました。

私自身も中堅看護師として働いていた30代のころ、不妊に悩み、人工授精→体外受精→顕微授精とすべての不妊治療を受けましたが、結果、妊娠に至りませんでした。

父の脳梗塞のときも私の不妊がわかったときも、その状況になってみて初めて突きつけられる現実とその対応に悩まされました。

そして、20年間の看護師経験と今のオメガ3オイル啓蒙活動のなかで、父や自分と同じ境遇の人をたくさん目の当たりにしてきました。突然わが身に降りかかる病気やその後の苦悩……、それは決して稀なことではなく、だれもが同じ状況に成り得るのです。病気は健康と背中合わせの状態で、私たちの日々の暮らしのなかに潜んでいます。

本書を監修してくださった麻布大学の守口徹教授と原馬明子特任准教授は、「オメガ3は血管や脳、細胞など、人間の体のもっとも重要な部分を健やかに保つ働きをもつ」ことに着目し、二人三脚で長年にわたりさまざまな研究に従事されてきました。オメガ3の研究は、栄養学のみならず医学の分野でも行われており、医療現場でも、オメガ3のEPAやDHAを成分とした治療薬（エパデール、ロトリガ）が使われていたりします。生活習慣病、認知症、うつ、精神の不調、不妊、アレルギー疾患など、さまざまな健康課題にオメガ3が素晴らしい効果を発揮することが、これまでの多くの研究で解明されてきています。

オメガ3は老若男女すべての方に必要な油です。

ご自身の健康はもちろん、ご家族や親戚のおじさんおばさん、これからママになる人や子どもたち、近所の人たちに、ぜひオメガ3のことをお伝えしてください。また、みなさまの周りの大事な人が、元気がなかったり、イライラしていたら、「オメガ3が足りてないせいかもしれないよ。魚食べるといいよ。えごま油を摂るといいよ」とお声がけしていただけたらうれしいです。オメガ3でつながる健康の輪が広がって、みなさまがいつまでも明るく元気に過ごせますように。

本書は、私自身のこと、20年間培ってきた医療人としての視点、多くの研究からわかったオメガ3の魅力を織り込み、病院ではなく、みなさまの暮らしのそばに寄り添いながら、健康づくり・疾病予防のお世話がしたいという思いで執筆いたしました。どうか、みなさまがオメガ3の重要性を十分に理解され、日々の食卓に取り入れ、健康にはつらつと長生きしていただけたら著者としてこれ以上の喜びはありません。

オメガさと子

いのちを長持ちさせるひとさじの油

いつまでも若々しく健康でいたいなら、オメガ3を摂りなさい!

発行日　2020年 7月 1日　第1刷

著者　オメガさと子
監修　守口徹

本書プロジェクトチーム
編集統括　柿内尚文
編集担当　小林英史
デザイン　河南祐介（FANTAGRAPH）
編集協力　原馬明子（麻布大学特任准教授）、今富夕起、オフィスAT、天野由衣子
撮影　鈴木正美
料理　浅野まみこ（株式会社エビータ）
料理アシスタント　関西真穂（株式会社エビータ）
スタイリング　荒川典子
イラスト　植本勇
校正　植嶋朝子

営業統括　丸山敏生
営業推進　増尾友裕、藤野茉友、綱脇愛、渋谷香、大原桂子、桐山敦子、矢部愛、寺内未来子
販売促進　池田孝一郎、石井耕平、熊切絵理、菊山清佳、櫻井恵子、吉村寿美子、矢橋寛子、遠藤真知子、森田真紀、大村かおり、高垣真美、高垣知子、柏原由美
プロモーション　山田美恵、林屋成一郎

編集　舘瑞恵、栗田亘、村上芳子、大住兼正、菊地貴広
講演・マネジメント事業　斎藤和佳、高間裕子、志水公美
メディア開発　池田剛、中山景、中村悟志、長野太介
総務　千田真由、生越こずえ、名児耶美咲
マネジメント　坂下毅
発行人　高橋克佳

発行所　株式会社アスコム

〒105-0003
東京都港区西新橋2-23-1　3東洋海事ビル
編集部　TEL：03-5425-6627
営業部　TEL：03-5425-6626　FAX：03-5425-6770

印刷・製本　中央精版印刷株式会社

Printed in Japan ISBN 978-4-7762-1079-5

※薬を服用されている方は、医師や薬剤師と今後の薬の服用についてご相談ください。